反兴奋剂教程

严　翊　董逸帆　李　聪　编著

人民体育出版社

图书在版编目（CIP）数据

反兴奋剂教程 / 严翊 , 董逸帆 , 李聪编著 . -- 北京：
人民体育出版社 , 2024. -- ISBN 978-7-5009-6513-8

Ⅰ . R872.5

中国国家版本馆 CIP 数据核字第 2024EZ5316 号

*

人 民 体 育 出 版 社 出 版 发 行
天 津 中 印 联 印 务 有 限 公 司 印 刷
新 华 书 店 经 销

*

710×1000　16 开本　11.25 印张　196 千字
2024 年 12 月第 1 版　2024 年 12 月第 1 次印刷

*

ISBN 978-7-5009-6513-8

定价：56.00 元

社址：北京市东城区体育馆路 8 号（天坛公园东门）

电话：67151482（发行部）　　　邮编：100061

传真：67151483　　　　　　　　邮购：67118491

网址：www.psphpress.com

（购买本社图书，如遇有缺损页可与邮购部联系）

你们来到这里，既是运动员，也是中国人民的友好使者。希望大家发扬光大奥林匹克精神和中华体育精神，尊重对手、尊重裁判、尊重观众、遵守规则，胜不骄、败不馁，以良好的赛风赛纪和文明礼仪，充分展示中国的良好形象，为中国申办 2022 年冬奥会作出贡献。

——习近平 2014 年 2 月 7 日看望索契冬奥会中国体育代表团时的讲话

中国政府对使用兴奋剂持"零容忍"态度，我提倡中国运动员哪怕不拿竞技场上的金牌，也一定要拿一个奥林匹克精神的金牌，拿一个遵纪守法的金牌，拿一个干净的金牌。中国将坚定主办一届像冰雪一样干净、纯洁的冬奥会。

——习近平 2019 年 1 月 31 日会见国际奥委会主席巴赫时的讲话

北京将成为国际上唯一举办过夏季和冬季奥运会的"双奥城"，我们要言必信、行必果，扎实工作，步步为营，要拿竞技奖牌，也要拿精神奖牌、廉洁奖牌，兑现向世界作出的庄严承诺。

——习近平 2019 年 2 月 1 日考察北京冬奥会、冬残奥会筹办工作时的讲话

要坚决推进反兴奋剂斗争，强化拿道德的金牌、风格的金牌、干净的金牌意识，坚决做到兴奋剂问题"零出现""零容忍"。

——习近平 2020 年 9 月 22 日在教育文化卫生体育领域专家代表座谈会上的讲话

党的十八大以来，以习近平同志为核心的党中央高度重视反兴奋剂工作。习近平总书记多次专门对反兴奋剂工作作出重要指示批示，要求坚决推进反兴奋剂斗争，全面强化拿道德的金牌、风格的金牌、干净的金牌意识，坚决做到兴奋剂问题"零出现""零容忍"，把反兴奋剂工作的重要性上升到关乎国家形象和民族精神的前所未有的高度。

前言

FOREWORD

    兴奋剂是运动员为提高运动成绩而使用的禁用物质和方法。国际奥林匹克委员会指出，运动员使用任何形式的药物或以非正常量或通过不正常途径摄入生理物质，企图以人为的或不正当的方式提高他们的竞赛能力，即为使用兴奋剂。反兴奋剂是指为了保护体育运动参加者的身心健康，维护体育竞赛的公平竞争，提倡健康文明的体育运动，对违反规定使用兴奋剂的违禁行为进行严格禁止、严格检查、严肃处理的明确态度与工作过程。

    党的十八大以来，以习近平同志为核心的党中央高度重视反兴奋剂工作。习近平总书记多次专门对反兴奋剂工作作出重要指示批示，要求坚决推进反兴奋剂斗争，全面强化拿道德的金牌、风格的金牌、干净的金牌意识，坚决做到兴奋剂问题"零出现""零容忍"，把反兴奋剂工作的重要性上升到一个关乎国家形象和民族精神的前所未有的高度。我国作为体育大国及反兴奋剂斗争的重要一员，积极开展反兴奋剂国际合作，履行反兴奋剂国际义务，同时建立健全反兴奋剂制度，坚决禁止在体育运动中使用兴奋剂。2020年，《中华人民共和国刑法修正案（十一）》新增惩治兴奋剂犯罪的有关规定；2022年，新修订的《中华人民共和国体育法》增加"反兴奋剂"章，表明了我国在反兴奋剂问题上"坚决维护体育运动的纯洁、健康和公平竞争"的坚定立场和坚决态度。

    "知是行之始，行是知之成。"2020年，国家体育总局印发《反兴奋剂规则》强调，反兴奋剂教育遵循"预防为主、教育为本"的原则和"全覆盖、全周期、常态化、制度化"的要求，倡导"拿干净金牌"的反兴奋剂价值观，传播纯洁体育理念，弘扬奥林匹克精神和中华体育精神。运动员及其辅助人员、其他体育运动参加者等应当主动参加和接受反兴奋剂教育，学习反兴奋剂知识，提高反兴奋剂意识，增强自觉抵制和防范兴奋剂的能力。

本教材全面贯彻习近平总书记对反兴奋剂工作系列指示批示精神，依据反兴奋剂教育的原则和宗旨，遵循科学性、先进性和实用性原则，在已出版的反兴奋剂读本的基础上守正创新，具有以下特色。在价值引领上，充分发挥教材的铸魂育人功能，融入反兴奋剂价值观、奥林匹克精神、中华体育精神，引导学生积极思考，树立正确的价值观。在内容编排上，系统分析了反兴奋剂工作涉及的五个方面：兴奋剂与反兴奋剂基础理论、反兴奋剂管理体系与规则体系、兴奋剂管制、兴奋剂检测及兴奋剂防范，介绍了国内外有关兴奋剂和反兴奋剂的文件，便于学生全面了解反兴奋剂体系。在呈现形式上，增加思维导图、案例分析及教学视频，运用二维码数字技术链接拓展资源，着力加深学生对知识点的理解，满足学生个性化自主学习的需求。本教材适用于运动员、高等体育院校学生，以及广大健身人群和其他体育运动爱好者，还可作为运动营养师、健身指导员等相关领域从业人员的参考书。

本教材在编写过程中，作者以科学严谨的态度，力求精益求精，若有疏漏与不足之处，还请同行及读者批评指正。本教材参阅和引用了世界反兴奋剂机构、中国反兴奋剂中心等权威单位公开发布的信息，在此深表感谢！

作者

2024 年 9 月

目　录
CONTENTS

第一章
兴奋剂与反兴奋剂概述

兴奋剂概述　　　　　《禁用清单》

在体育领域，特别是竞技体育领域，随着科技高速发展、训练水平快速提高，运动员的成绩突飞猛进，在赛场上的表现已然逐渐逼近身体极限。因此，想要获得超越他人的成绩变得越来越困难。部分运动员背离体育运动的根本目的，破坏体育的道德原则，为追求比赛的胜利，冒险把手伸向了兴奋剂，反兴奋剂斗争随之开启。本章介绍了兴奋剂的定义、分类、危害及反兴奋剂斗争历程等，使读者较为全面地了解兴奋剂与反兴奋剂的基本内容。

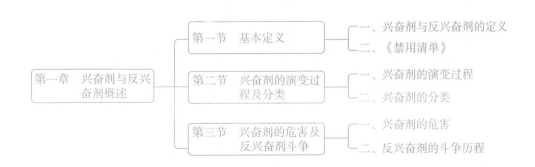

第一节　基本定义

早在奥运会初期，部分运动员就开始在参加比赛时服用兴奋剂。最原始的兴奋剂大多属于药物中的刺激剂类，通过促进中枢神经系统的兴奋提高成绩。后来，运动员服用的药物种类不断变化，有些不具有兴奋性（如利尿剂），甚至有的还具有抑制性（如β-阻断剂），但它们仍然对运动员的身体有所损害，能使其提高体育成绩，因此依然被禁用，反兴奋剂斗争从未停止。

一、兴奋剂与反兴奋剂的定义

（一）doping 的演化

doping 这个词源于荷兰语"dop"，是非洲祖鲁（Zulu）人的方言，指一种特定的烈性饮料，是当地用葡萄皮酿成的烈性杜松子酒，最初用于宗教仪式。据说，士兵会在艰苦工作前或打仗前喝这种饮料，以增强身体的抵抗能力，从而提高战斗力。后来 dop 就泛指有刺激性的饮料。19 世纪末，英语词典中第一次出现了 dope 一词，除了被解释为烈性饮料外，还特指供赛马使用的一种麻醉混合剂。

20 世纪 30 年代至今，doping 一词已经专指兴奋剂。关于 doping 的释义，朗文词典中为，在体育中提高表现的一种用药行为（the practice of using drugs to improve performance in a sport）；剑桥词典中为，给人或动物用药，以使他们在竞赛中表现得更好或更坏的行为（the act of giving a person or an animal drugs in order to make them perform better or worse in a competition），并进一步在学术模块将其释义为，使用禁药提高人或动物在体育竞赛中的表现（the use of illegal drugs to improve the performance of a person or an animal in a sports competition）；牛津词典中为，影响在赛跑或其他体育项目中表现的用药行为（the practice of using drugs to affect performance in a race or other sport）；韦氏词典中，doping 一词于 1900 年第一次出现，现在的释义为，使用物质（如合成类固醇或促红细胞生成素）或技术（如血液兴奋剂）以非法提高运动表现［the use of a substance（such as an anabolic steroid or erythropoietin）or technique（such as blood doping）to illegally improve

athletic performance]，并进一步在药物释义模块中，补充说明其"通常在竞技体育中是被禁止的"（and that is typically banned in competitive sports ）。

以上词典中，韦氏词典的解释更贴近国际奥林匹克委员会（以下简称国际奥委会；International Olympic Committee，IOC）对 doping 一词的定义，即运动员使用任何形式的药物或以非正常量或通过不正常途径摄入生理物质，企图以人为的或不正当的方式提高他们的竞赛能力，即为使用兴奋剂。

（二）兴奋剂与 doping

doping 一词最初被用于竞技体育时，多指刺激中枢神经系统、表现为令人兴奋的药物，因此被直观地翻译为兴奋剂。但能提高运动表现的物质，并不一定都使人兴奋。例如，类固醇除了能产生兴奋作用外，其更突出的作用是增肌减脂，提升肌肉量，增强力量和耐力；普萘洛尔（β - 阻断剂），可以让射击、射箭等项目的运动员保持冷静和稳定；吗啡（麻醉剂）可以使肌肉麻醉，降低痛感，让带伤运动员更好地投入训练和比赛；通过服用促红细胞生成素（erythropoietin，EPO）、输血或修饰血液的方法，可以获取更多的氧，从而达到增加耐力的效果。因此，doping 的内涵发生了很大变化，涵盖禁用物质的种类和数量越来越多，还包括一些禁用方法。

随着 doping 一词内涵的发展，"兴奋剂"一词已无法完全概括其特征，但是我国还是沿用了这个专有名词。当前定义已延伸为在竞技体育中禁止使用的物质和方法的统称，并明确指出使用兴奋剂是违反医学和体育道德的。

（三）反兴奋剂与 anti-doping

兴奋剂（doping）出现之后，反兴奋剂（anti-doping）一词也应运而生。不同于兴奋剂的定义，各大词典、文件对反兴奋剂的定义甚少，基本默认为是"一切关于反对兴奋剂的思想与事项"。"科普中国"将"反兴奋剂"解释为：为了保护体育运动参加者的身心健康，维护体育竞赛的公平竞争，在提倡健康、文明的体育运动的前提下，对违反规定使用兴奋剂的行为进行严格禁止、严格检查、严肃处理的明确态度与工作过程。《反兴奋剂规则》将"反兴奋剂工作"定义为：开展反兴奋剂宣传教育、制定兴奋剂检查计划、维护注册检查库、管理运动员生物护照、实施兴奋剂检查、进行样本检测、收集情报和开展调查、处理治疗用药豁免申请、实施结果管理、监督兴奋剂违规处罚的执行和遵守情况，以及反兴奋剂组织或其授权的第三方依照本规则开展的其他与反兴奋剂有关的活动。《世界反兴奋剂条例》（以下简称《条例》，*World Anti-Doping Code*）将"反兴奋剂活动"定义为：反兴奋剂教育和宣传、制定检查计划、维护注册检查库、管理运动员生物护照、实施检查、组织样本检测、收集情报和开展调查、处理治疗用药豁免（TUE）申请、结果管理、监督和执行所实施后果的遵守情况，以及反兴奋剂组织或代表反兴奋剂组织依照《条例》和 / 或国际标准开展的所有与反兴奋剂有关的其他活动。

二、《禁用清单》

20 世纪 50 年代，国际竞技体育蓬勃发展，各项比赛的世界纪录不断被刷新，提高成绩的辅助器材和药物层出不穷，运动员使用"药物"的现象愈演愈烈。1960 年，在罗马夏季奥运会上，一名自行车运动员在比赛途中猝死，经过尸体解剖发现其服用了苯丙胺。这一事件引起了国际奥委会的高度重视。1961 年，国际奥委会医学委员会成立，专门从事反兴奋剂工作。1967 年，国际奥委会医学委员会公布了第一份禁止在竞技体育中使用的药物清单。1968 年，国际奥委会在墨西哥城夏季奥运会上正式实施兴奋剂检查，拉开了国际反兴奋剂斗争的大幕。1989 年，国际奥委会医学委员会公布的《禁用清单》中首次列入禁用方法。2003 年，国际奥委会公布的《禁用清单》中第一次在禁用方法部分加入基因兴奋剂。

自 2004 年起，成立于 1999 年的世界反兴奋剂机构（World Anti-Doping Agency，WADA）开始负责每年《禁用清单》的修订、公布工作，新的《禁用清单》于每年的 1 月 1 日起开始执行。2005 年 WADA 确立了《禁用清单》的分类和排序方法，沿用至今。如果某种物质或方法符合以下 3 项标准中的任何 2 项，就会被列入《禁用清单》。①可能提高或能够提高运动能力；②对运动员的健康造成实际或潜在的危害；③违背《条例》导言所述的体育精神。此外，如果该物质或方法具有掩蔽其他兴奋剂使用的效果，也应被列为兴奋剂。随之，兴奋剂被定义为 WADA 当年发布的《禁用清单》中列出的所有物质和方法。

WADA 将《禁用清单》解释为：The List of Prohibited Substances and Methods（List）indicates what substances and methods are prohibited in sport and when，即《禁用

清单》指出了在体育运动中禁止使用什么物质和方法，以及什么时候禁止使用。《条例》对《禁用清单》的定义为：确定禁用物质和禁用方法的清单。

第二节　兴奋剂的演变过程及分类

一、兴奋剂的演变过程

兴奋剂的演变过程如图 1-1 所示。

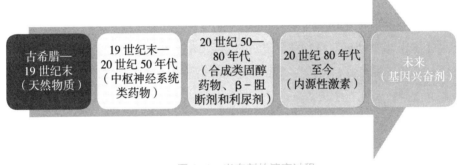

图 1-1　兴奋剂的演变过程

（一）天然动植物时代

古希腊至 19 世纪末，虽然没有明确的"兴奋剂"一说，但运动员有时候会借助一些天然物质来提升成绩，这些天然动植物中，往往含有后世所说的兴奋剂成分。例如，古柯叶（含可卡因，又称古柯碱）、罂粟（鸦片的原材料，含吗啡）、麻黄（含麻黄碱、伪麻黄碱等）、内脏（牛鞭、牛睾丸中含有雄性激素，如睾酮等），以及用动植物酿的酒（含酒精，曾经进入《禁用清单》）等。

荷兰语"dop"，最初指南非祖鲁人利用葡萄皮制作的一种酒精饮料，据说饮用之后可以增强战斗力。在南美洲，印加人通过咀嚼古柯叶来保持旺盛的精力。在中国，士兵相信麻黄科植物具有神奇效用。

公元前 3 世纪，古希腊的奥林匹克运动员就试图通过服用类似白兰地、葡萄酒、迷幻蘑菇和芝麻种子等来提高成绩。公元前 668 年，跑步冠军 Charmis 用无花果干和湿奶酪制成的特殊食物增强体力。还有记载表明，服用动物的内脏（如牛鞭和牛睾丸）可以提高运动成绩。

最早登上近代体育舞台的兴奋剂是鸦片酊（laudanum，含有鸦片的酒）。英国传统的耐力赛跑是现代体育使用兴奋剂的源头。1807 年，选手亚伯拉罕·伍德声称自己使用了鸦片酊才保持 24 小时一直清醒，击败了其他选手。随后，伍德的经验迅速得到推广。车手和教练开始纷纷效仿，水壶里常常装着维·马里亚尼（vin mariani，一种含有葡萄酒和可卡因的混合饮料），创造了令人难以置信的成绩。1877 年，英国耐力赛的夺冠成绩达到了 804.67 千米。一年之后，最好成绩被提高到 836.86 千米，冠军为此连续骑了 138 小时。

可口可乐中的成瘾成分

据记载，可口可乐（Coca-Cola）中的"coca"便是指古柯。那么，可口可乐里含有毒品"古柯"吗？确实有过。自 1894 年医学家从古柯叶中提炼出可卡因，发现其具有麻醉作用后，可卡因便被人们神话成了一种万能灵药，不仅认为其具有麻醉的功能，还被药商延伸出了壮阳，令人快乐、愉悦，止咳止痛等多种效用。19 世纪末 20 世纪初，可卡因的商机热潮来袭，许多含有可卡因的商品应运而生，其中以可卡因葡萄酒和各种饮料最为泛滥。

可口可乐（Coca-Cola）中的"cola"指的是可乐果。可乐果产自西非，在很久以前就被当地人当作嗜好品来嚼。它可以让人兴奋起来，产生一种非常舒服的感觉，从而忘记疼痛、疾病和饥饿。甚至在吃下大量的可乐果之后，人们会产生特殊的幻觉。可乐果之所以能发挥这种神奇的作用，是因为其中的 3 种主力成分：咖啡因、可乐果苷和可可碱，其中最重要的就是咖啡因。

可口可乐便诞生于这波热潮中。当时的可口可乐里，含有 3 种成瘾成分：酒精、咖啡因（来自可乐果）、可卡因（来自古柯叶）。后来，酒精成瘾的问题开始引起美国国民的注意，还引发了禁酒运动，因此可口可乐的生产者只能将酒精从配方成分中移除，但保留了其他两大成瘾成分：可卡因、咖啡因。

随着古柯被大量滥用，人们发现它会带来与毒品相似的兴奋作用，引起了社会的广泛关注。因此，可口可乐生产者又将成分中的古柯进行了处理，改为经过处理的古柯萃取液。

至此，可口可乐中还剩下一种成瘾成分：咖啡因。1911 年，可口可乐公司被控告隐瞒咖啡因，并将其售卖给儿童，因此便将可口可乐中的咖啡因成分减量，并标注于瓶身上，但并没有完全去除咖啡因。需要注意的是，咖啡因虽然相对安全，但是也有刺激中枢神经系统的功能，具有一定的成瘾性，所以摄取也要注意分量。

祖鲁战争中的野生大麻

19世纪后半期，欧洲各列强掀起了瓜分非洲的狂潮。在如今的南非共和国境内，号称"日不落帝国"的英国军队凭借近代化的步枪和火炮横冲直撞，攻城拔寨。经过和祖鲁军队、布尔军队的殊死较量，大英帝国将南非变成了殖民地。

然而，武器装备精良的英国军队也曾付出了巨大的代价。为了保卫家园，南非祖鲁王国和英国军队展开了殊死搏斗。虽然祖鲁战士持有的步枪数量很少，但他们凭借长矛等武器，给不可一世的英国军队以沉重打击，创造了3小时内用长矛歼灭1000多名英国士兵的辉煌战绩。

在英国军队发现祖鲁人由于食用野生大麻变得悍不畏死，且团灭了1000多名英国士兵之后，注意到了毒品，尤其是这种野生大麻的作用。因此，英国人将大麻变成了新的军用品，效仿祖鲁人食用野生大麻，并开始有计划地自行种植大麻。战争结束后，大麻作为兴奋剂延伸到运动领域。

（二）刺激剂时代

19世纪末至20世纪50年代，中枢神经系统类药物——刺激剂成为兴奋剂的主流。

1. 吗啡

1850年前后，德国拜耳公司发明了大名鼎鼎的阿片类药物——吗啡，作为强效镇痛剂。美国南北战争时，由于没有青霉素等药物，士兵中枪后非常容易感染，死亡概率很高。在此背景下，军医大力推崇吗啡，若救不活伤兵，就以提供解脱为第一要义，因此吗啡被大量使用在战场上。经历过南北战争的退伍老兵因注射吗啡而成瘾的比例非常高，这种现象也被称为士兵疾病或者军队疾病。后来，吗啡被转移到竞技体育场上使用。

2.士的宁

1904 年，在美国圣路易斯奥运会上，马拉松选手托马斯·希克斯信心满满地在场地上奔跑。比赛期间，他的教练查尔斯·卢卡斯拿着注射器一路跟随，每当希克斯精疲力竭之时就给他来一针士的宁（strychnine），再使其喝下一大杯威士忌。靠着强大的"后勤补给"，希克斯最终成了首位"兴奋剂奥运冠军"。获得冠军的希克斯冲过终点后倒地不起，经紧急抢救才苏醒过来，在众人的搀扶下走上领奖台，堂而皇之地戴上桂冠。对此，当时的官方竟给予了充分肯定："马拉松比赛充分从医学角度证明了药物对于长跑选手是多么重要！"

3.可卡因

据法国报纸《巴黎人报》（Le Parisien）报道，在 1924 年举办的环法自行车赛上，有运动员展示道："这是可卡因，对眼睛有好处；这是氯仿，对牙齿有好处；这是搽剂，可以暖膝盖。你想看药片吗？说实话，我是靠着炸药（意指硝酸甘油，可提高心脏能力）骑车的。"在 1930 年的环法自行车赛上，参赛手册上写道：组织方不负责各支车队的"药物"费用。言下之意，组织方并不反对选手使用药物。

4.苯丙胺（安非他命）

1934 年，麻黄素的类似物——苯丙胺（安非他命）被商业合成，商品名为"苯齐巨林（benzedrine）"。这种中枢神经系统兴奋药一经问世就成了军队的宝贝，因为它可以让人忘记疲劳，保持持续兴奋。"二战"期间，仅英国士兵就吞下了数千万片苯齐巨林。英国皇家空军飞行员中有种说法："赢得英国战争的是盐酸脱氧麻黄碱（甲基苯丙胺）。"这种药物随着战争被带到了世界各地。接着运动员也开始使用苯丙胺，特别是自行车运动员。

（三）类固醇时代

20 世纪 50—80 年代，兴奋剂中开始出现了合成类固醇药物、β - 阻断剂和利尿剂，尤其是类固醇，泛滥至今，如今仍是药检阳性的重灾区。

1. 合成类固醇

20 世纪 50 年代中期，多数合成类固醇药物相继问世，其药理作用就是可以增加肌肉量并增强力量。通过服用此类药物，使用者自我感觉良好，精神愉快，耐受力明显增强，竞争欲望强烈。这种身体机能增强带给人的快感，远远大于精神类药物的暂时麻痹。

当时恰逢美苏冷战，体育成了两派阵营针锋相对的桥头堡。当体育不仅与个人荣誉挂钩，而且开始和国家利益乃至意识形态挂钩时，一场兴奋剂的灾难铁幕慢慢降临。

1954 年，人们开始意识到运动员正在使用睾酮，甚至依据此研发出一种副作用更小的美雄酮，其商品名就是"大力补"。到了 1960 年，几乎所有项目中都有运动员使用此类药物，不仅在举重、健美、摔跤、铅球、链球等力量项目中使用，而且其覆盖广度早已涉及田径、游泳、自行车、足球等项目。20 世纪七八十年代，使用兴奋剂甚至成了部分国家的备战计划，如代号为"Komplex 08"的计划，就大量使用了美雄酮。1982 年，加拿大安大略一份医学报纸指出，1975 年时，75% 的瑞典投掷运动员和 31% 的世界水平运动员正使用或曾经使用合成类固醇，如睾酮（T）和双氢睾酮（DHT）。风起云涌的类固醇成了运动员的救命稻草，统治体坛长达几十年。

经历了 1968 年和 1972 年被称为"合成代谢药物的运动会"之后，美国一家运动营养品公司中，由维克多·孔特（Victor Conte）创立的研究机构——巴尔科（BALCO）实验室把隐藏至深的兴奋剂推向了高潮。从欧洲百米飞人钱伯斯到世界百米飞人蒙哥马利都跌落神坛，而曾在 2000 年奥运会上夺得三金二铜的美国百米女飞人琼斯都与此案有关。

1984 年，巴尔科推出了一种叫 ZMA 的营养品，称其是微量元素天门冬氨锌与天门冬氨镁的组合产品，同时含有维生素 B_6、镁和锌，可以补充运动员体内的微量元素。依靠 ZMA，很多人拿到了金牌，但也引起了很多人的怀疑：单靠这些微量元素能达到如此显著的效果吗？一位匿名教练把一支留存有 ZMA 的注射器寄给了美国反兴奋中心，经美国反兴奋中心的专家检测发现，ZMA 中含有新型类固醇——四氢孕三烯酮（THG）。

THG 是一种特制合成类固醇，既可以刺激肌肉和骨细胞产生新的蛋白质，又可以增强肌肉力量和促进肌纤维生长，并成倍增强睾酮的作用。THG 是巴尔科在熟悉兴奋剂检测流程后精心设计的产物，由于其在尿检的气相色谱气化操作中会被分解成碎片，所以在常规检测中不易被发现。其隐蔽性极强，自 1984 年上市，直到 2003 年才露出马脚，并牵连出一批又一批体育明星。

2. β - 阻断剂

β - 阻断剂并不会使人兴奋，反而会抑制人的兴奋，可以让一些特殊项目的运动员保持冷静和稳定，如射击、射箭等。那个年代，有人发现类固醇类药物对不需要强体力项目（如命中类、技能类）的效果很小，而使用 β - 阻断剂（如普萘洛尔）可以缓解因情绪激动引起的心率过快，提高稳定性，于是 β - 阻断剂逐渐在射击、射箭等项目中被广泛使用，并作为一种全新类型的"兴奋剂"走上了竞技体育的历史舞台。

3. 利尿剂

利尿剂的使用，可以通过快速排出体内水分减轻体重，成了某些看吨位项目及需要控体重运动员的"福音"。更多的运动员可以凭借利尿剂快速排泄其他兴奋剂的代谢物，造成尿检的假阴性结果，并且可以缓解兴奋剂带来的副作用。作为一种搭配其他兴奋剂使用的药物，利尿剂很快就成了兴奋剂的好伙伴。

（四）血液兴奋剂时代

20 世纪 80 年代，随着血液回输术的成熟，一些运动员开始使用此法提高竞技水平。在洛杉矶 1984 年奥运会上，美国自行车队获得了 9 枚奖牌（包括 4 枚金牌），这是自 1912 年以来美国人第一次获得奖牌。赛后，美国奥委会披露，美国自行车队的一些队员在赛前接受了血液回输。

血液回输有两种途径，一是自身血液回输，另一种是异体输血。研究表明，赛前几天通过输血提高红细胞水平，可在一定程度上提高长时间耐力项目的运动成绩。血液回输不仅严重违背了公平竞赛的原则，而且由于输血使人体内的血量突增，所以会引起血压升高，加重心脏负担，造成超负荷，使人出现心力衰竭或代谢性休克。此外，如果是异体输血，则会导致过敏反应或因血型不合引起急性溶血反应，以及带来感染病毒性肝炎和艾滋病的危险。因此，1988 年汉城奥运会禁止了血液回输的使用。

内源性肽类激素在此刻却悄然而至，茁壮生长。20 世纪 80 年代至今，内源性激素由于检测难度大等，获得了一些运动员的青睐。内源性肽类激素的种类很多，大部分属于人类可以自身合成的体内激素，如人体生长激素（hGH）、胰岛素、促红细胞生成素、肾上腺素、促性腺素等，其作用是通过刺激肾上腺皮质和促进红细胞生成等促进人体的生长发育，但大量使用会引起内分泌紊乱。据 IOC 认可的实验室统计，阳性案例中内源性激素占比高达 60%。其中，滥用最为广泛的，要数 EPO 等血液兴奋剂。

重组人促红细胞生成素（Recombinant Human Erythropoietin，rHuEPO），人们常将其简称为 EPO、促红素。顾名思义，它能促进红细胞生成，提高血液的携氧能力，使肌肉更有力、工作时间更长，在长距离耐力项目上的效果尤为突出，如自行车、长跑比赛，尤其是自行车比赛，多次曝出运动员使用 EPO 的兴奋剂丑闻。

随后，一种新的血液兴奋剂产品——培促红素 β（CERA）诞生了，它是一种持续性红细胞生成受体刺激剂，在人体内的作用时间是 EPO 的近 20 倍。2009 年环法自行车赛结束后，在对采集样品的复检中，发现 CERA 已被运动员广泛使用。

（五）基因兴奋剂时代

通过把增强体质的基因导入运动员的靶细胞以获得基因优势来改善氧气运输、肌肉大小、肌纤维类型甚至体重，这一方法已经成为潜在的基因兴奋剂。根据基因图谱，可以改造的基因至少有 90 个，这些基因兴奋剂功能众多，包括提高耐力、增加爆发力、缓解疲劳、增加速度、减轻体重等。基因兴奋剂并非完美无缺，其对机体的危害远大于传统兴奋剂，所谓伤敌一千，自损八百。

近年来，发达国家都在积极开展关于基因治疗技术的研究和实验。基因兴奋剂作为一种潜在的新型兴奋剂，其不仅面临一系列伦理道德上的争议，而且为竞技体育的发展带来了新的挑战。WADA 将基因兴奋剂定义为：出于非治疗目的利用基因、遗传物质和 / 或细胞，以不正当地提高运动成绩。其技术基础是研究人员为医学研究、基因治疗和选择性育种而开发的技术。

虽然相比于传统兴奋剂，基因兴奋剂的检测更为困难，但也并非无法检测。

目前，已有很多基于聚合酶链式反应技术（PCR）的检测方法可以用来检测某个基因的表达是否存在异常。然而，一个比较困难的问题在于，如何识别这些基因表达的异常究竟是生理性的还是使用基因兴奋剂导致的，这给反兴奋剂工作带来了新的挑战，引起了反兴奋剂机构和国际体育组织的高度关注和警惕。2003 年，基因兴奋剂首次被列入《禁用清单》，其作为一种禁用方法，被命名为"基因和细胞兴奋剂"。《禁用清单》"M3. 基因和细胞兴奋剂"中明确指出，以下可能提高运动能力的方法禁用：使用可以通过任何机制改变基因组序列和 / 或改变基因表达的核酸或核酸类似物，包括但不限于基因编辑、基因沉寂（基因沉默）和基因转移技术；使用常规细胞或经基因修饰的细胞。尽管至今还没有基因兴奋剂的阳性案例，但作为未来的一种潜在兴奋剂，基因兴奋剂正在成为国际体育界面临的新课题。

二、兴奋剂的分类

从 1967 年由国际奥委会医学委员会发布仅包括 2 类 8 种物质的药物清单，到 2024 年包含 11 类 300 多种禁用物质和 3 类禁用方法的《禁用清单 2024 年》，兴奋剂包括了禁用物质和禁用方法两大类。为了防止运动员投机取巧，服用类似的或新发明的药物，从 1992 年开始，大部分禁用物质种类前都注明"以及其代谢物和异构体，包括但不限于"和"以及具有类似化学结构或类似生物效应的其他物质"。加上这两句说明后，除了《禁用清单》中明确列出的物质名称外，目前禁用物质已超过 2000 种。

根据禁用时间和场合，兴奋剂分为所有场合禁用、赛内禁用和特殊项目禁用 3 类（图 1-2）。所有场合禁用是指在赛内和赛外均不得使用，包括 6 类物质：S0. 未获批准的物质，S1. 蛋白同化制剂，S2. 肽类激素、生长因子、相关物质和模拟物，S3. β_2 激动剂，S4. 激素及代谢调节剂，S5. 利尿剂和掩蔽剂；3 种禁用方法：M1. 篡改血液和血液成分，M2. 化学和物理篡改，M3. 基因和细胞兴奋剂。赛内禁用是指从运动员参加比赛的前一天午夜（23:59）开始，直至比赛和样本采集过程结束不得使用，包括 4 类物质：S6. 刺激剂，S7. 麻醉剂，S8. 大麻（酚）类，S9. 糖皮质激素；特殊项目禁用是指在某些特殊项目（对稳定性、协调性、控制紧张能力要求较高的项目，如射箭、射击、滑雪、单板滑雪、汽车运动、台球、飞镖、高尔夫等）中不得使用，主要包括 1 类物质，即 P1. β -

阻断剂。β‐阻断剂一般为赛内禁用物质，但对于射箭、射击项目，在赛外也禁用。

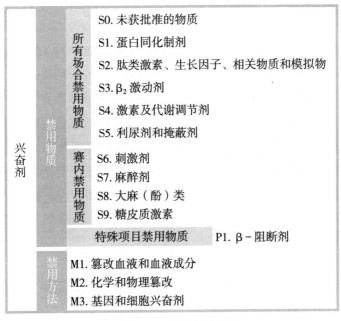

图 1-2　兴奋剂的分类

第三节　兴奋剂的危害及反兴奋剂斗争

一、兴奋剂的危害

根据 2023 年最新修订的《奥林匹克宪章》，奥林匹克主义是一种人生哲学，它将身体、意志和心灵的品质作为一个平衡的整体，并加以推崇和结合。奥林匹克主义将体育运动与文化和教育相结合，力求在奥林匹克运动范围内创造一种基于拼搏的快乐、良好榜样的教育价值、社会责任，以及尊重国际公认的人权和普遍基本伦理原则的生活方式。奥林匹克精神要求参与者以友谊、团结和公平竞争的精神相互理解。运动员因使用兴奋剂而在比赛中获得优势，是一种欺骗行为，不仅严重摧残运动员自身的身心健康，而且严重违背公平竞争的体育道德，违反体育法规，甚至会危及一个国家民族的地位和形象。

（一）兴奋剂对运动员的危害

1. 损害运动员的身心健康

运动员是使用兴奋剂的最直接的受害者。《禁用清单》中的禁用物质的本质都是药物。药物发明的本意是治病救人，然而其作为兴奋剂使用时，用量往往是正常治疗用量的数倍甚至数十倍。因此，以提高运动成绩为目的滥用兴奋剂，会对身体造成不可逆转的危害，甚至导致死亡。其中，合成类固醇类药物的副作用尤其明显，根据世界卫生组织国际癌症研究机构 2017 年公布的致癌物清单，合成类固醇类药物属于 2A 类致癌物（对人类很可能致癌，但证据有限，对实验动物致癌性证据充分），特别是对于女性运动员而言，服用合成类固醇对身体的伤害有些甚至是不可逆转的。若长期服食，会导致女性运动员乳房不发育、月经不调、不孕不育或诞下畸形儿等。

海蒂·格里克是一名 1966 年出生于柏林的女铅球运动员，14 岁入选了一家东德体育俱乐部。她 16 岁时，教练把一种"蓝色小药丸"拿给她吃，称其是一种维生素。普通女孩每天体内自产的雄性激素只有 0.5 毫克，而海蒂的平均摄入量达到了每天 30 毫克。因此，副作用明显，她的喉结越来越突出，脸上的汗毛又粗又长，并且身高达到 1.87 米、体重达到 100 千克，外形上男女难辨。这让海蒂难以接受，甚至想自杀。1997 年，海蒂做了变性手术，名字也从海蒂改为男人味十足的"安德利斯·格里克"。安德利斯·格里克说："我不知道我是否作为女人存在过，他们偷走了我的人生。"

使用兴奋剂还会对身体造成其他伤害。例如，长期使用麻醉剂会让人上瘾，产生药物依赖；使用生长激素会让人的内脏器官变态生长，导致细胞和器官功能异常；血液回输可能产生过敏反应、引起各种感染，如肝炎和艾滋病；长期使用兴奋剂还会损害免疫力、引起中毒症状，严重的可导致心力衰竭，甚至猝死。

此外，使用兴奋剂也会给人的精神造成严重的伤害，如长期使用类固醇类药物会使人暴躁易怒，出现巨大的性格改变；β–阻断剂可诱发中枢神经系统的抑郁症状；大剂量吸食大麻可出现幻视、焦虑、抑郁、情绪突变症状，长期吸食可诱发精神错乱、偏执狂和妄想型精神分裂症等。同时，使用兴奋剂的运动员会因为担心有朝一日东窗事发而惶惶不可终日，"做贼心虚"，给自己造成巨大的精神和思想压力。

2.扭曲运动员的世界观、人生观、价值观

寄希望于通过使用兴奋剂获得冠军的运动员，只注重个人利益，忽视了其错误行为导致的不良社会风气，甚至令国家在国际上蒙羞，是一种非常狭隘的想法和自私的做法。

尼尔·阿尔扎多是美国足球史上著名的后卫之一，15年的职业生涯里，他几乎是速度与力量的旋风。退役后，恶性肿瘤扎根大脑，癌细胞完全侵入，心脏多次停跳，43岁就永远离开了人世。退役后，他曾向外界披露自己服用兴奋剂的情况，并明确表示这样做太不值得。他说，"只要我一服用类固醇，我在球场上的表现就更好。我只能不停地服用，以使我在球场上越来越强大。我对获胜过于狂热了，因为所有的人只关心胜利、胜利，再胜利"。尼尔·阿尔扎多并非不知道兴奋剂有害，但他选择以生命为赌注去追求胜利。这种极端的价值取向反映出他在精神上的颓废和理智的丧失，只有药物迷信和药物依赖，没有自信自强。

沉湎于兴奋剂，会让运动员渐渐忘记自己的初心和使命，脑中只剩下金牌，理想信念崩塌，将兴奋剂视为救命稻草，忘记自己为什么而战。运动员在赛场上面对强手时，应发扬勇往直前的大无畏精神，敢于斗争，敢于胜利。"更快、更高、更强——更团结"的奥林匹克格言充分表达了体育运动不断进取、永不满足的奋斗精神和不畏艰险、敢攀高峰的拼搏精神。因此，体育赛场上不仅有奖牌的争夺，更有思想品德的闪光。成绩不仅在于能否拿到或拿到多少块奖牌，更在于体现奥林匹克精神，自强不息、战胜自我、超越自我。

（二）兴奋剂对体育的危害

1.损害公平竞争的体育精神

在竞技体育中，公平竞争是最基本的原则，是体育精神的核心内容。比赛

讲究在同一条件、同一规则下进行，一切借助外力和不正当手段谋求好成绩的行为都是对竞技体育核心价值的最大破坏。使用禁用物质和方法性质更为恶劣，虽然可以在比赛中取得优势，但这使运动员处于不平等的起点，使比赛不再公平。

2.影响体育健康可持续发展

使用兴奋剂是一种欺骗行为，这种行为让体育比赛不再干净纯洁，严重违反了体育道德，是滋生欲望、丑恶和疯狂的温床。如果任由兴奋剂泛滥，这是对全世界热爱体育的人们的极大羞辱和欺骗，会使大家无法相信他们心目中的偶像，也不会有人再愿意把体育作为职业，这会给竞技体育带来毁灭性的打击，最突出的表现便是对冠军的质疑、对记录的怀疑、对优秀成绩的存疑。国际奥委会前主席罗格说，"使用兴奋剂是体育的第一杀手"。兴奋剂不仅会毁掉体育的现在，更会扼杀体育的未来。

（三）兴奋剂对国家和社会的危害

兴奋剂不只对于个人是毒药，更是国家的毒瘤。兴奋剂的滥用，不仅损害社会风气、浪费社会资源，而且会在国际舞台上降低国家的地位、影响民族的形象，因此需要我们每个人切实抵制。

1.损害社会风气和社会资源

在当代社会，体育的成功有赖于其公信力。体育公信力的源泉，则来自真实的比赛、优秀运动员的榜样力量、竞赛中表现出来的公平竞争和纯洁高尚的体育精神。依靠这种公信力，运动赛场才成为全球性的俱乐部，吸引着不同国家、性别、种族、出身的运动员在共同的规则下游戏，同时也带来了许多媒体的关注、著名品牌的赞助和公众的支持。显然，使用兴奋剂会使大众逐渐失去对体育的信心，使媒体丧失对体育的关注，赞助商撤销投资，甚至引起黑色榜样的效仿和跟风，造成非常负面的影响。如果兴奋剂屡禁不止，那么体育就成了残害身体的竞赛，成为化学药品的竞赛，这种恶劣风气偏离了体育的初心。WADA主席理查德·W.庞德先生曾说过："如果我们不控制体育运动中的兴奋剂问题，那么体育将面临成为一个仅仅局限于高极限、暴力和毫无意义的角斗场的危险。那是一群怪物才会从事的活动。"

反兴奋剂需要大量的人力、物力、财力。因此，使用兴奋剂会大幅增加体育相关部门的负担，浪费社会资源。我国反兴奋剂的投入相当巨大，高新技术的仪器设备价值不菲，专业检测实验室的建立更是耗资巨大，一例普通检测至少 1000 多元，我国兴奋剂样本检测量常年在 1 万例以上，在 2019 年样本检测量达到 19769 例。如果说反兴奋剂是竞技体育的一项规则的话，那它可能是成本最高、最复杂、代价最昂贵的"规则"了。

2. 影响国家声誉和民族形象

在现代体育中，运动员往往扮演着特殊的社会角色，是一个国家、一个民族精神风貌和社会风气的体现者。人们往往把奥运冠军等体育竞赛赛场上的优胜者当作偶像、楷模，甚至民族英雄来对待。因此，运动员的形象关乎着国家声誉和民族形象。兴奋剂问题会对国家的政治形象和国际地位造成不利影响。

在现代社会，体育具有很强的社会功能，往往象征着整个国家的综合实力，甚至能够推动国家事业的发展。例如，"乒乓外交"以小球推动大球，给中美两国的正式外交拉开序幕，增进了友谊团结，有利于传播我国优秀的中华民族文化。但如果误入歧途，使兴奋剂悄然进入，则成为腐败的一种表现形式，最终损害国家的利益和形象。

体育对经济也有影响，可以带来巨额收入，如举办奥运会带来的经济收益。随着竞技体育运动的职业化、商业化，在巨大的商业利益诱惑下，某些官员、俱乐部老板、教练员和医生违反职业道德，共同参与兴奋剂的使用，甚至丧心病狂地胁迫、诱骗运动员服药。这样的严重后果无疑也是对国家人民自尊心、自信心的打击。

二、反兴奋剂的斗争历程

（一）国际反兴奋剂的斗争历程

反对在竞技体育中使用兴奋剂的历史，大体上经历了 4 个主要阶段（图 1-3）。第一阶段（1968 年以前）：道义上的谴责；第二阶段（1968—1988 年）：国际奥委会发起；第三阶段（1988—1998 年）：国际奥委会主导，各方合作；第四阶段

（1998 年至今）：全球范围的斗争格局形成。

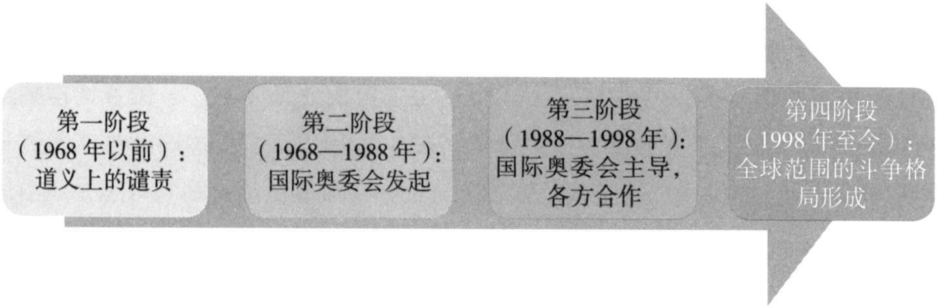

图 1-3　国际反兴奋剂的斗争历程

这四个阶段，表明了反兴奋剂斗争从矛盾争论到统一战线，从零散作战到共同治理，从松散懈怠到重视规范的过程，它既有生命的血泪教训，又有斗争的艰难险阻。反兴奋剂工作一路走来实属不易，因此应倍加珍惜取得的成果，坚定立场、勇往直前。

1. 第一阶段（1968 年以前）：道义上的谴责

20 世纪 50 年代，社会上使用刺激剂的现象非常普遍。刺激剂中，有许多属于毒品的范畴，人们通过服食这些刺激剂来逃避战争带来的痛苦，兴奋精神，抵抗疲劳。在这种特殊的社会背景下，赛场上出现了无节制使用药物的现象。并且教练员和运动员都缺乏专业的用药知识，运动员仅凭自身的体会和教练员的经验用药，并没有很严谨的科学依据和专业指导。但是，由于当时没有直接证据证明一些运动员的健康恶化甚至死亡与滥用药物有关，关于在竞技体育中使用药物是否属于欺骗行为，兴奋剂是天然的还是化学合成的，以及这些物质是否真的能够提升成绩并对身体造成伤害等问题还处于争论之中。因此，20 世纪 60 年代以前，尽管有一些运动员、记者和大众认为使用兴奋剂是违背体育精神的，但由于没有科学的检测方法和明确的处罚手段，反兴奋剂基本停留在道义上的谴责和告诫，以及各自为政的阶段。甚至当时有一种平衡理论认为，反对兴奋剂的人是因为得不到，如果大家都能得到兴奋剂，那么就不会有反对的声音了。

1928 年，国际田径联合会提出在国际田径比赛中禁止服用有刺激作用的物质，成为第一个规定禁止服用兴奋剂的单项体育协会。此后，又有一些单项运动协会提出禁止服用兴奋剂。但由于当时并没有检测兴奋剂的可靠方法，这些限制都只是纸上谈兵，并没有真正起到威慑作用。1960 年，在意大利罗马举办的第 17 届夏季奥运会上，多名自行车运动员晕倒在赛道上，克努德·詹森因服用苯丙胺猝死。詹森之死作为首个因兴奋剂致死的案例，改变了很多人对兴奋剂的看法，促使国际奥委会下决心在奥运赛场上全面禁止使用兴奋剂。这推动了国际体育界于 1961 年在希腊雅典成立了以反兴奋剂为主要职能的国际奥委会医学委员会。1964 年，国际奥委会颁布第一个《医务条例》，并在 10 月的东京奥运会上，对自行车运动员进行了小规模的试验性药检。1967 年，英国职业自行车选手汤姆·辛普森因服用苯丙胺过量急性中毒，死于环法自行车赛道上。该事件让国际奥委会意识到，对兴奋剂实施全面检查刻不容缓，于是在同年重组国际奥委会医学委员会。一系列血的事实，终于引起国际上体育运动的领导者、科学家和医学家的重视。

2. 第二阶段（1968—1988 年）：国际奥委会发起

反兴奋剂斗争的第二阶段，是以 1968 年国际奥委会首次公布禁药、组织检查、进行违规处罚为标志而全面展开的。同年，国际奥委会医学委员会制订并公布了第一份《禁用清单》，内含 8 种禁用物质，并组织对当年冬夏奥运会进行兴奋剂检查，对违规运动员进行处罚，自此，国际反兴奋剂斗争全面展开。

然而，这一阶段对兴奋剂使用的打击并没有使兴奋剂滥用得到明显遏制。一方面，兴奋剂刚刚从以刺激剂为主的时代发展到类固醇时代，毒副作用未充分显现，缺少有效的检测手段及限制运动员用药的有力证据；另一方面，在当时的历史背景下，普通大众对兴奋剂不关心、不了解、不知情，而国际奥委会又被一系列种族、政治、经济等因素搞得自顾不暇。例如，种族问题上，1972 年德国慕尼黑奥运会期间的恐怖袭击事件，造成 11 名以色列运动员和教练员无辜遇害，导致 1 名联邦德国警察及 1 名直升机驾驶员丧生，于是蒙特利尔 1976 年奥运会遭到了 28 个非洲国家的抵制；政治问题上，部分国家和地区的意识对立还很尖锐，为抗议苏联入侵阿富汗，莫斯科 1980 年奥运会遭到以美国为首的 60 多个国家和地区的抵制，之后的洛杉矶 1984 年奥运会遭到以苏联为首的一些国家和地区的报复性抵制；经济问题上，由于蒙特利尔 1976 年奥运会产生了巨额的经济亏空，1984 年的奥运会只有美国洛杉矶一个城市申办。面对这些种族、政治、经济等棘手问题，兴奋剂问题被暂且搁置，国际奥委会对误服误用的态度也相对宽容。

3. 第三阶段（1988—1998 年）：国际奥委会主导，各方合作

上一阶段对兴奋剂的打击效果并不显著，汉城 1988 年奥运会的"本·约翰逊事件"掀起了新一轮的反兴奋剂高潮。世界第一飞人本·约翰逊在奥运会上以 9 秒 79 的成绩打破了男子 100 米决赛的世界纪录，瞬间成了民族英雄。加拿大领导人对此发表祝贺，祖籍牙买加民众也热血沸腾。然而，仅 72 小时后，他的药检便出现了阳性结果，不仅他个人成绩被取消、被禁赛两年，而且加拿大为此向全世界道歉。在随后的司法调查中，他和加拿大其他一些运动员承认：多年来，他们一直在服用激素类药物而没有被查出。此外，还有一些运动员使用了像生长激素这种因当时找不到满意的检测方法而未被国际奥委会禁用的物质。新闻媒体对奥运会向来采用超乎寻常的宣传方式，兴奋剂问题由此泛出体坛，成为具有国际影响的丑闻，史无前例地集中了世界的注意力。

在此之后，世界反兴奋剂力度有所加大。教育方面，1989 年，联合国教育、科学及文化组织（以下简称联合国教科文组织）召集各国体育部长，召开以反兴奋剂为议题的会议，规定各国任务，并把教育作为反兴奋剂的一项重要举措。兴奋剂检查方面，随着相关机制的完善和相关举措的加强，赛外检查逐渐成为打击兴奋剂的重要利器。1988 年，联邦德国带头开始试行赛外检查。1991 年，国际奥委会通过议案，在其医学委员会下成立了赛外检查委员会。自此之后，赛外检查数量不断增多，如今已远远超过赛内检查的数量。

20 世纪末，由于国际奥委会、一些国家和地区及多数国际单项体育联合会的一系列积极行动，兴奋剂的使用不再明目张胆，代之以更隐蔽的方式。其中，最主要的就是掩蔽剂和内源性物质的使用。药品从化学制剂发展到生物制剂，最典型的是用 EPO 和 hGH 等人体内本来就正常存在的能改善体能的生理性物质，进行大剂量的外源性输入，从而增加体内这些生理性物质的含量。20 世纪 80 年代末，多名耐力运动员在赛场猝死，高度怀疑是该类物质特别是 EPO 的滥用导致的。尽管还没有可靠的检测方法，国际奥委会仍于 1990 年将 EPO 列入《禁用清单》，在后续设立"EPO-2000""GH-2000"等项目，并讨论决定拿出大量资金用于该类检测技术的科研攻关发展。

在这个阶段中，经过各方努力，反兴奋剂工作取得了一定成果，人们对兴奋

剂的认识也逐步趋于统一，形成了基本的反兴奋剂态度共识。

4. 第四阶段（1998年至今）：全球范围的斗争格局形成

反兴奋剂全球范围的斗争格局形成，以1999年WADA的成立为标志。1998年环法自行车赛的集体兴奋剂事件，使国际奥委会决定成立一个世界性的专门的反兴奋剂机构。当时的海关搜出了比利时车队的40瓶EPO和注射剂及其他一些违禁药品，尽管在当时没有他们服用药物的直接证据，但赛事组委会还是顶住压力把他们逐出了比赛。事后经过两年的调查，终于把这件兴奋剂丑闻从怀疑变成了事实。

1999年，第一届世界反兴奋剂大会召开，WADA由此应运而生。WADA是国际奥委会医学委员会的拓展，专门负责指导、协调全球范围内的反兴奋剂工作，标志着国际反兴奋剂斗争统一行动的开始。自此，世界范围的反兴奋剂斗争形成了新的基本格局，即以WADA发布的《条例》为依据，由WADA具体组织协调，综合运用法律、教育、检查、调查、检测及处罚等手段，依靠各国政府和体育组织履行各自职责，协调一致行动，共同治理兴奋剂问题，致力于创造"无兴奋剂"的比赛环境。

（二）中国反兴奋剂的斗争历程

30多年来，中国反兴奋剂体系从无到有、逐渐强化、不断完善，其建立与发展既符合国情又接轨国际（图1-4）。

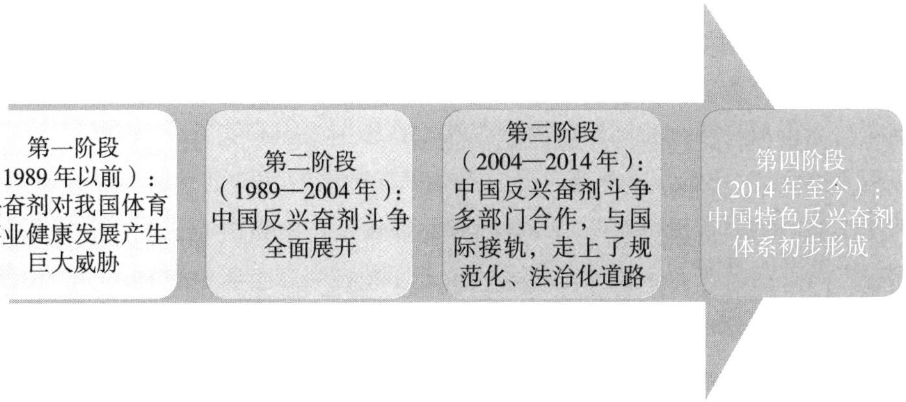

第一阶段（1989年以前）：兴奋剂对我国体育事业健康发展产生巨大威胁	第二阶段（1989—2004年）：中国反兴奋剂斗争全面展开	第三阶段（2004—2014年）：中国反兴奋剂斗争多部门合作，与国际接轨，走上了规范化、法治化道路	第四阶段（2014年至今）：中国特色反兴奋剂体系初步形成

图1-4　中国反兴奋剂的斗争历程

具体来说，国务院体育行政部门负责并组织全国的反兴奋剂工作，国务院其他有关部门协同配合，中国反兴奋剂中心具体实施，北京体育大学北京兴奋剂检测实验室负责运动员样本检测，全国性体育社会团体、地方政府及各相关单位各负其责。

1. 第一阶段（1989 年以前）：兴奋剂对我国体育事业健康发展产生巨大威胁

在中国体育走向世界之初，金牌给我们的国家带来了莫大的精神力量和鼓舞。然而，由于我们对兴奋剂的认识不够，加之缺乏技术支持，在金牌权益的驱使下，某些运动队抱着侥幸的心理，铤而走险，引发了中国体育史上最大的兴奋剂危机，并在国际上产生了非常恶劣的影响。

这些历史的教训抹黑了中国体育，令国人痛心，个别境外媒体更企图诬蔑这是国家行为。体育管理层痛下决心，决定用实际行动更加坚决地反对使用兴奋剂，坚决捍卫国家声誉。

2. 第二阶段（1989—2004 年）：中国反兴奋剂斗争全面展开

使用兴奋剂既违背"公平竞争"的国际准则，又违反中国现行的有关法律。同时，它会严重损害运动员的身心健康，是一种不道德的欺骗行为。1989 年，为应对兴奋剂对我国体育事业健康发展的威胁，国家体委正式提出对兴奋剂问题要实行"严令禁止、严格检查、严肃处理"的三严方针，表明了中国政府和体育界对兴奋剂问题的基本立场。同年 12 月，中国兴奋剂检测中心通过了国际奥委会组织的资格考试，正式投入使用。从此，中国的反兴奋剂斗争全面展开，进入了一个新的历史阶段。

1992 年，中国奥委会成立了反兴奋剂委员会，它是中国奥委会下属独立的国家反兴奋剂机构，受国家体委的委托，在中国组织和实施反兴奋剂工作。该机构于 2001 年开始着手建立、开发符合中国国情的兴奋剂控制质量管理体系，并于 2004 年通过 ISO 9001：2000 国际标准认证，中国由此成为世界上第九个获得该认证的反兴奋剂国家，进一步规范了我国兴奋剂管制过程，有力地保证了反兴奋剂工作的质量。反兴奋剂委员会还在科技部的支持下，开发并建立了中国兴奋剂控制信息管理系统和数据库，在兴奋剂管制的各个方面实行数字化管理。

1995 年，第八届全国人民代表大会常务委员会第十五次会议通过了《中华人民共和国体育法》（以下简称《体育法》）。《体育法》是反兴奋剂法治的基础，其中明确指出，在体育运动中严禁使用禁用的药物和方法。禁用药物检测机构应当对禁用的药物和方法进行严格检查。

1998 年，《关于严格禁止在体育运动中使用兴奋剂行为的规定（暂行）》发布。该规定自 1999 年起施行，其中提到由有关单项体育协会按照协会章程规定对违规运动员及相关人员和单位进行禁赛处罚。该规定进一步规范了处罚标准，加大了对兴奋剂违规人员和单位的处罚力度，明确了处罚程序，充分给予当事人申诉的权利。

3. 第三阶段（2004—2014 年）：中国反兴奋剂斗争多部门合作，与国际接轨，走上了规范化、法治化道路

2004 年，国务院颁布实施《反兴奋剂条例》，并于 2011 年、2014 年、2018 年进行了 3 次修订。该条例明确指出：国家提倡健康、文明的体育运动，加强反兴奋剂的宣传、教育和监督管理，坚持严格禁止、严格检查、严肃处理的反兴奋剂工作方针，禁止使用兴奋剂。中国由此成为世界上少数几个颁布实施专门的反对使用兴奋剂法规的国家之一。

为进一步落实该条例的规定，国家体育总局、商务部、卫生部、海关总署、食品药品监督管理局联合发布《2004 年兴奋剂目录公告》（目前每年更新一次）。随后，还陆续下发了一系列含禁用物质药品生产、销售、进出口的管理规定和配套办法。这一系列政策法规的发布，极大加强了我国对兴奋剂生产、销售和进出口的管制，为我国反兴奋剂工作提供了充分的法律依据和有力的司法保障。

2007 年，中国反兴奋剂中心成立，为中国的反兴奋剂工作提供了更好的组织和人力资源保证。该中心负责具体实施全国反兴奋剂检查、检测、结果管理、宣传教育、科研等工作，其下属兴奋剂检测实验室是目前国内唯一有权进行兴奋剂检测的机构（已于 2021 年 12 月移交北京体育大学，挂牌为"北京兴奋剂检测实验室"。同年 9 月，上海体育学院上海兴奋剂检测实验室成为 WADA 候选实验室）。

以上举措标志着中国反兴奋剂斗争多部门合作，与国际接轨，走上了规范化、法治化道路。

4. 第四阶段（2014年至今）：中国特色反兴奋剂体系初步形成

2014年，国家体育总局成立反兴奋剂处，并公布《反兴奋剂管理办法》。该办法自2015年1月1日起施行，于2021年进行了第一次修订。该办法及其配套规范性文件《体育运动中兴奋剂管制通则》的发布，对反兴奋剂工作的主要方面进行了详细规定，并对其具体实施进行了明确规范，是中国反兴奋剂立法工作的里程碑，标志着中国特色反兴奋剂法律体系的初步形成。

2017年，全国反兴奋剂工作会议召开，会上提出要构建"纵横交叉、上下联动"的全过程、全覆盖、全方位的反兴奋剂风险防控综合治理体系。2019年，国家体育总局办公厅印发《反兴奋剂工作发展规划（2018—2022）》。其中进一步明确具体工作措施，要求"标本兼治，综合施策，通过全面加强和完善反兴奋剂理论、法规、组织、预防、查处、诚信、外事、人才和评估体系的建设，构建打击兴奋剂的全方位、网络化的工作机制，形成一套'拿干净金牌'的反兴奋剂长效治理体系，让运动员及其辅助人员'不敢用、不能用、不想用'兴奋剂"。2020年印发的《国家体育总局"反兴奋剂工程"建设方案》中提出，各奥运项目中心和协会要建立专门的反兴奋剂部门或办公室，各省、区、市体育局建立健全省级层面的反兴奋剂专门机构，构建纵横交叉的反兴奋剂组织体系，形成上下联动、齐抓共管的工作格局。

2020年12月，国家体育总局对《体育运动中兴奋剂管制通则》进行了全面修订，吸纳了《兴奋剂违规听证规则》《运动员行踪信息管理规定》《运动员治疗用药豁免管理办法》的相关内容，形成了《反兴奋剂规则》。作为规范反兴奋剂工作具体实施的技术性、操作性规则，为坚决推进反兴奋剂斗争提供了有力的保障。

国际反兴奋剂界普遍认为，运动员兴奋剂违规往往与辅助人员密切相关。2021年版《条例》中便指出，"参与对运动员使用兴奋剂或包庇使用兴奋剂的人员，应当受到比兴奋剂检查结果呈阳性的运动员更为严厉的处罚。由于体育组织的权力通常仅限于取消资格认证、会员资格和其他体育收益，因此向主管部门通报运动员辅助人员是遏制使用兴奋剂的重要措施"。

我国积极推动兴奋剂入刑，2019年11月公布、2020年1月1日正式实施的《关于审理走私、非法经营、非法使用兴奋剂刑事案件适用法律若干问题的解释》，是兴奋剂入刑的第一步，也是至关重要的一步。2021年3月实施的《中华人民共和国刑法修正案（十一）》中增设"妨害兴奋剂管理罪"。自此，涉兴奋剂违法行为正式入刑，标志着中国反兴奋剂斗争迈出了历史性一步。《中华人民共和国刑法》（以下简称《刑法》）第三百五十五条之一明确表述"引诱、教唆、欺骗运动员使用兴奋剂参加国内、国际重大体育竞赛，或者明知运动员参加上述竞赛而向其提供兴奋剂，情节严重的，处三年以下有期徒刑或者拘役，并处罚金。组织、强迫运动员使用兴奋剂参加国内、国际重大体育竞赛的，依照前款的规定从重处罚"。以上体现了我国坚决打击运动员背后违法主体的决心。

2021年，国家体育总局印发《国家体育总局兴奋剂违规责任追究办法》。该办法坚持"零容忍"原则，依据《中国共产党问责条例》《中华人民共和国公职人员政务处分法》《反兴奋剂条例》《反兴奋剂管理办法》等法律法规，以"零出现"为目标，强化党政同责，构建反兴奋剂管理责任体系，严肃追究在兴奋剂违规中失职失责单位和相关领导干部的主体责任、监管责任、领导责任。

2022年6月，新修订的《体育法》颁布，自2023年1月1日起施行。修订后的《体育法》增设第五章"反兴奋剂"专章，彰显了我国坚决做到兴奋剂问题"零出现""零容忍"的决心。

思考题

1. 什么是兴奋剂？抑制性药物和不能提高成绩的药物，为什么也被称为兴奋剂？

2. 简述兴奋剂的演变历程。

3. 简述国内外的反兴奋剂斗争历程。

4. 请从个人、体育、国家3个方面分析并论述兴奋剂的危害。

第二章

反兴奋剂管理体系与规则体系

兴奋剂处罚
管理、法规

　　反兴奋剂的治理依赖于管理体系和规则体系的构建，国际和中国的管理体系与规则体系各有特色，同时又能保持一致性，以协同推进反兴奋剂全球治理。国际反兴奋剂规则体系较为完善，并以规则推动管理，其治理核心和基础是《条例》；中国依托强大的体制优势，形成了中国特色反兴奋剂管理体系，并制定和构建规则体系，以保障管理体系得以有效执行，着力构建"拿干净金牌"的反兴奋剂长效治理体系。本章将简介国际和中国的反兴奋剂管理体系和规则体系，并举例介绍一些重要的组织和文件。

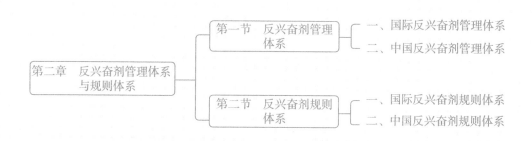

第一节 反兴奋剂管理体系

一、国际反兴奋剂管理体系

1999 年 2 月，国际奥委会世界反兴奋剂大会在洛桑举行，60 多个国家、地区及 80 多个国际体育组织的 800 多名代表出席会议。会议通过了《洛桑宣言》，决定成立 WADA，明确其任务包括从事反兴奋剂的研究、教育和预防工作。此外，会议还通过了《奥林匹克运动反兴奋剂条例》（*Olympic Movement Anti-Doping Code*，*OMADC*）。该法规不仅是后来《条例》的基础，而且确认了"奥林匹克弃权原则"，即运动员因兴奋剂发生的争端只能由体育仲裁机构裁定，国际体育仲裁法庭（Court of Arbitration for Sport，CAS）是奥林匹克运动的最高仲裁机构。

从历史发展的角度来看，起初国际奥委会和单项体育组织集立法、执法、裁决三权于一身，后来逐渐分离出 CAS。自此，内部处罚一旦出现争议，便可上诉到 CAS，由一个外部机构对争端进行司法审查。再之后，兴奋剂规则的制定和监督由 WADA 负责完成，形成了三权制衡的状态。国际反兴奋剂组织三权制衡的结构，即 WADA 负责"立法"，制定反兴奋剂条例及各项国际标准，统一反兴奋剂的实体规则，并且具有一定的监督权；国际奥委会和单项体育联合会行使执行权和"行政"权，制订计划，委托检查和检测，以及其他有关事项；CAS 反兴奋剂庭专注"司法"，对兴奋剂案件进行审理，并且做出最终制裁。以下主要介绍 WADA 和 CAS 两个国际组织。

（一）WADA

1. WADA 的成立及作用

以 1998 年环法自行车赛重大兴奋剂丑闻为契机，国际奥委会于 1999 年 2 月在瑞士洛桑召开了第一届关于"在体育运动中使用兴奋剂问题"的世界大会，参与反兴奋剂斗争的各方聚集一堂。会议产生了《关于在体育运动中使用兴奋剂问题的洛桑宣言》，该文件规定建立一个独立的国际反兴奋剂机构，为将于 2000 年在澳大利亚悉尼举行的第 27 届奥林匹克运动会提供服务。同年 11 月，世界反兴奋剂大会在悉尼召开，30 多个国家和地区派出政府官员研究反兴奋剂问题。会议的宗旨是：求得各国政府对反兴奋剂的承诺和参与，加强国际合作，加强反兴奋剂活动。会议通过了《悉尼公报》，成立了"国际政府间反兴奋剂协调小组"，标志着国际反兴奋剂协调行动的开始。

为了保护运动员，维护体育精神，树立纯洁体育的价值观，构建一个所有运动员都可以参加的无兴奋剂的体育世界，国际奥委会于 1999 年 11 月 10 日在瑞士洛桑正式成立 WADA（图 2-1），总部设在加拿大的蒙特利尔。WADA 作为国际奥委会下设的一个独立部门，基于体育运动和世界各国政府之间的平等伙伴关系，制定、协调和配合所有体育运动和国家的反兴奋剂规则和政策，其主要活动包括自然科学和社会科学研究、教育、情报与调查、发展反兴奋剂能力，以及监控世界反兴奋剂计划的遵守情况等。

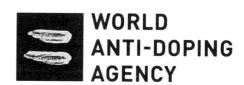

图 2-1　WADA 标识

WADA 得到了政府间组织、政府和其他反对在体育运动中使用兴奋剂的公立和私立机构的支持和参与，并由体育界和政府共同治理。体育界和政府之间的这种重要而独特的伙伴关系源于这两组利益相关者互补的管辖范围、专业知识和权力。体育负有维护公平竞争环境和保护其完整性的固有责任。政府在体育界无法做到的领域提供了切实的影响力，它们可以引入立法，防止运动员被贩卖和分发违禁物质，可以解决精英运动和更广泛社会层面的为提高成绩而滥用药物的问题。反兴奋剂生态系统中所有合作伙伴之间的合作有助于 WADA 和全球反兴奋剂系统的发展。自 1999 年该机构的治理模式确立以来，WADA 的作用不断增强，反兴奋剂斗争也发生了重大变化。2016 年以来，WADA 已经进行了两轮改革，相关改革都按照两个治理工作组（2017—2019 年和 2020—2022 年）提出的建议，并以各利益相关方的贡献为基础，以确保其治理随着时间的推移而按照最佳路径发展。

2. WADA 的组织架构

经过两轮治理改革，WADA 的新治理结构由理事会和执行委员会组成（图 2-2）。

理事会是 WADA 的最高决策机构，由 42 名成员组成，来自体育界和政府的代表人数相等，目前其中约有 1/3 是现役或前国际级运动员。如图 2-2 所示，理事会设立 5 个常设特别委员会，即提名委员会（在 2018 年第一轮治理改革期间成立）、合规审查委员会（改革前已作为常务委员会成立）、运动员理事会（自 2023 年 1 月起取代运动员委员会）、独立伦理委员会（2021 年根据《条例》中的道德相关条款建立）及新的风险和审计委员会。

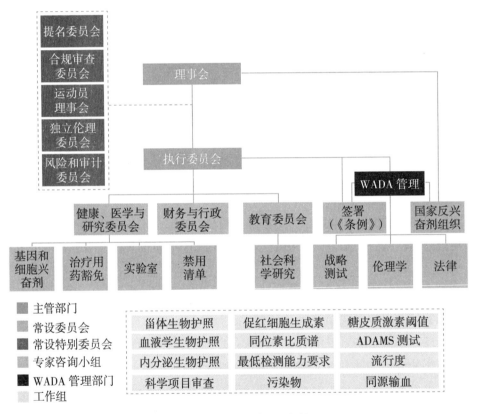

图 2-2　WADA 的组织架构

执行委员会由 16 名成员组成，目前大约 1/3 为前国际级运动员。理事会委托执行委员会对 WADA 进行管理和运作，包括其所有活动的执行和资产的管理，以及将《世界反兴奋剂机构章程》或法律未保留的所有决定提交理事会。执行委员会下设 3 个常设委员会，即健康、医学与研究委员会，财务与行政委员会，以及教育委员会，根据主席的要求向总干事和执行委员会报告其活动情况，在反兴奋剂政策和机构的优先发展中发挥着关键的咨询作用。

此外，有 10 个专家咨询小组（Expert Advisory Groups，EAG）和 12 个工作组（Working Group，WG），在其专长领域向 WADA 提供指导或咨询意见，并提出报告。EAG 是为向 WADA 的常设委员会和管理团队提供持续的技术咨询和专业知识而设立的机构。由于 EAG 不是常设机构，所以虽然可以将任务和项目委托给它们，但责任和考核仍属于创建它们的实体，如常设委员会或管理团队。截至 2023 年 1 月，EAG 的咨询领域包括伦理学、基因和细胞兴奋剂、实验室、法律、国家反兴奋剂组织、禁用清单、签署（条例）、社会科学研究、战略测试、治疗用药豁免。WG 仅根据需要创建，通常具有明确的任务授权，并要求在设定的时间范围内交付成果。虽然 WG 不被认为是永久性的，但它们并不完全是短期的，根据预期，有些需要运行数年。截至 2023 年 1 月，已成立以下 WG：反兴奋剂管理系统（The Anti-Doping Administration and Management System，ADAMS）测试、污染物（Contaminants）、流行度（Prevalence）、科学项目审查，以及几个着眼于特定技术领域的科学小组，如糖皮质激素阈值、同位素比质谱、促红细胞生成素、最低检测能力要求（Minimum Required Performance Levels，MRPL）和同源输血。此外，还有一些运动员生物护照（Athlete Biological Passport，ABP）小组，专门针对 ABP 计划模块，如内分泌、血液学、甾体。

（二）CAS

1. CAS 的成立及作用

CAS（法语：Tribunal Arbitral du Sport，TAS）又称国际体育仲裁庭，是国际奥委会下属的独立机构（图 2-3）。在国际奥委会主席萨马兰奇先生和国际法院前副院长莫巴耶法官的共同倡议下，CAS成立于 1984 年 6 月，总部位于瑞士洛桑，是一个专门为解决体育纠纷而设立的国际性仲裁机构。

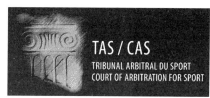

图 2-3　CAS 标识

仲裁指当事双方找到一个信任的、独立的仲裁员，或者由数人组成的仲裁庭来仲裁争议纠纷，具有快捷、高效的特点。兴奋剂问题、裁判问题等体育纠纷具有不可调解性，并且在体育赛事期间发生的争议都需要尽快处理，仲裁由此成为公正、高效解决体育纠纷的最好方式。一般来说，只有在双方都决定将案件提交到 CAS 的情况下，CAS 才有管辖权。CAS 的成立统一了各国际单项体育联合会对兴奋剂违规的处罚标准，减轻了法律诉讼费用。目前，CAS 已成为承担体育仲裁、解决体育争议的一个重要机构，在体育界的地位和权威性都在不断地提升。一方面，基本所有的国际性体育组织都通过制定章程或其他方式接受 CAS 的管辖；另一方面，隶属于不同单项联合会的运动员在因兴奋剂等问题而发生纠纷时习惯于上诉到 CAS。

20 世纪 90 年代之前，CAS 无论从组织上还是经济上都依附于国际奥委会。之后，随着体育商业化程度的加深，体育领域内出现纠纷的种类和数量都越来越多，国际奥委会与其他体育组织之间也经常出现一些利益冲突。在此情况下，CAS 要树立自己在国际体育界的权威性，就必须尽量摆脱对国际奥委会的依附，真正成为一个具有独立性的国际体育仲裁机构。1994 年，国际奥委会和其他一些国际体育组织酝酿对 CAS 进行改革，即在 CAS 之上成立一个国际体育仲裁理事会（International Council of Arbitration of Sport，ICAS）。该理事会由社会知名人士和体育界人士共同组成，任务是保障 CAS 的独立性及当事人的权利，并在行政管理及财政上负责监督 CAS。此外，也对 CAS 的章程进行了修改。在人员组成上，减少了由国际奥委会指定的人数，而增加了如运动员委员会等组织指定的人数，使 CAS 具有更广泛的代表性。在财政上，CAS 也开始接受社会的赞助，而不再仅仅依靠国际奥委会。这些改变有效地加强了 CAS 的独立性，有利于其在国际体育界树立自己的权威。

2. CAS 的组织架构

根据现行的国际奥委会《体育仲裁法》第 13 条的规定，CAS 由 150 名仲裁员组成。仲裁员的选任办法是，先由国际奥委会、国际体育联合会各推荐 30 名候选人，再以各方协商的方式推选出 30 名能代表运动员利益的候选人，然后推选出 30 名独立于一切体育组织之外的候选人，最后由 ICAS 进行任命。像以往的任何国际仲裁制度一样，经正式任命的仲裁员要被列入对外公开的仲裁员名册，以备当事人选用。仲裁员的任期为 4 年，可以连任。

CAS 设院长一职，由国际奥委会提名，并在 ICAS 的成员中选举产生。CAS

设两个仲裁庭，一个是普通仲裁庭，另一个是上诉仲裁庭，两个仲裁庭的庭长和副庭长均在 ICAS 的成员中选举产生。CAS 仲裁权的最终行使者是仲裁小组，仲裁小组视情况由 1 名或 3 名仲裁员组成，CAS（通常是庭长）负责仲裁小组的组织工作。除了上述司法机关，CAS 还设有一个小型的书记处，由秘书长、秘书长助理和 1 名秘书组成。

1996 年，ICAS 在美国的丹佛和澳大利亚的悉尼设立了两个地区仲裁庭，并在第 26 届奥运会期间，设立了亚特兰大特别仲裁庭。2011 年 11 月 15 日，ICAS 通过决议，同意成立国际体育仲裁院上海听证中心。

在每年 CAS 处理的案件中，涉兴奋剂的案件争议最大、数量最多，且这类纠纷往往舆论关注度极高，需要更加法律化地处理。2016 年 7 月 26 日，CAS 在里约奥运会首次设置了反兴奋剂部门（Anti-Doping Division，ADD），又称反兴奋剂庭、反兴奋剂分院等。ADD 是一个处理涉兴奋剂案件的专门仲裁庭，设有专门的仲裁员名单和仲裁规则，让裁决更具公正性和权威性。最初，ADD 只负责处理在奥运会前及奥运会期间的反兴奋剂纠纷。2018 年平昌冬奥会，ADD 开始掌握更多的职责和权力，之后，扩展到赛事以外的兴奋剂纠纷案件上。2019 年 1 月 1 日，ADD 在瑞士洛桑成立永久办公室，以便更好地服务反兴奋剂相关的纠纷和案件，简化兴奋剂案件的处理程序，减少案件的数量，缩短类似案件的审理时间，节省投入和资源。ADD 对案件的介入，是由涉案有关方自行决定的。其介入后，由一个独立的机构来做与兴奋剂有关的审判，并在审判决定和体育领域常遵循的原则之间取得平衡。此外，还会解决一系列现存的问题。

ADD 与国际检查机构（International Testing Agency，ITA）密切合作。ITA 负责样本提取、分析、认定等过程，在兴奋剂案件的有关各方不能通过协调来达成某种意见时，ADD 可以接手案件进行仲裁。ADD 的仲裁员不参与其他部门的工作。同时，ADD 将为运动员提供法律援助和无偿律师协助项目。申请法律援助并获批的运动员，可以获得与聘请法律专业人士、差旅及其他与案件审判、咨询等有关的财政资助。无偿律师协助项目将提供一批在体育法律和仲裁领域有经验且较擅长反兴奋剂领域的律师，帮助需要帮助的人。

3. 国际体育仲裁院上海听证中心

2012 年 11 月 12 日，国际体育仲裁院上海听证中心成立，成为 CAS 在全球范围内的第一个听证中心。上海听证中心位于上海市浦东新区源深体育中心，是经上海市社会团体管理局批准成立的民办非企业单位，其机构设置如图2-4所示。其主要功能包括承办国际体育仲裁案件的听证；体育纠纷解决相关业务咨询；国际、国内体育仲裁相关研讨及培训；国际体育仲裁的宣传和推广；与体育纠纷解决相关的工作。

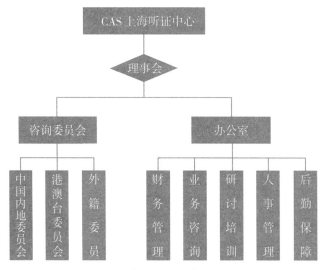

图 2-4 上海听证中心的机构设置

二、中国反兴奋剂管理体系

自 20 世纪 80 年代末以来，我国逐渐建立起统一的反兴奋剂管理体系，政府与体育组织分别进行行业管理和行政管理，对违规行为进行处罚，并解决相关争议。

（一）行业管理

对于体育行业而言，使用兴奋剂违背了体育运动的宗旨，破坏了公平竞争的原则，损害了体育运动的基本道德规范，因此是体育纪律不能容忍的。在我国，由体育组织对在体育运动中使用兴奋剂的运动员及有关人员和单位依据体育纪律给予处罚，是行业自律的体现。

全国性体育社会团体和国家运动项目管理单位，负责所辖团体和项目的反兴奋剂工作，包括制订计划、教育管理、监督调查等。一般由全国性单项体育组织，如中国游泳协会、中国篮球协会，负责对本项目的兴奋剂违规人员和单位进行处罚。

1992年7月8日，中国奥委会正式成立了反兴奋剂委员会，全面负责反兴奋剂工作。反兴奋剂委员会是中国奥委会下属的、独立的国家反兴奋剂机构，受国家体育总局的委托，在中国组织和实施反兴奋剂工作。其主要职责包括根据国家的法律法规和国家体育总局、国际体育组织的有关规定，研究、制定全国反兴奋剂工作的方针、政策和措施；编制全国反兴奋剂工作的规划和计划并组织实施；指导、协调、监督各有关体育组织的反兴奋剂工作。反兴奋剂委员会的工作宗旨是通过法定程序和手段，打击使用兴奋剂的行为，保护运动员的身心健康，维护公平竞赛的体育道德。反兴奋剂委员会设主席、副主席、秘书长和若干委员，以及办事机构。其中，主席的职责主要包括制定中国反兴奋剂质量方针，确保质量目标的制定，进行管理评审，确保系统人力、资源和财政的配备，指定管理者代表，以及确保国家、国际反兴奋剂规定得以贯彻实施等。秘书长作为管理者代表，负责确保质量管理体系所需要的过程得到建立、实施和保持，向主席报告质量管理体系的业绩和改进的需求，确保在反兴奋剂委员会组织内提高满足运动员要求的意识，负责办公室和检查处日常工作管理，以及负责对外沟通协调。委员会下设办公室和检查处两个办事机构。办公室的职责涵盖研究并提出反兴奋剂工作的方针、政策和措施，编制反兴奋剂工作的规划和计划并组织实施，监督兴奋剂检查计划的制订和执行，管理兴奋剂检测实验室的选择、拟定合同与签约、检测结果等工作，审核有关兴奋剂的处罚工作，受理涉及兴奋剂处罚的运动员的申诉工作，组织开展反兴奋剂的科研、宣传工作，组织开展反兴奋剂对外交流工作，以及管理、协调质量体系的正常运转。检查处的职责包括研究并提出兴奋剂检查的计划、政策和措施，组织实施兴奋剂检查工作，负责兴奋剂检查工作人员的招募、培训、教育、考核和管理工作，采购和配备器材工作，进行兴奋剂检查信息管理工作，开展反兴奋剂教育工作，承担国外或国际组织委托的兴奋剂检查工作，以及进行兴奋剂检查的财务管理工作等。

2007年5月，中国反兴奋剂中心成立（图2-5）。作为国家反兴奋剂机构，受国家体育总局的委托，在中国组织和实施反兴奋剂工作，为中国的反兴奋剂工作提供了组织和人力资源保证。在履行反兴奋剂的职责过程当中，中国反兴奋剂中心和各级政府的体育行政部门管理体育的行政职能是分离的、独立的。中国反

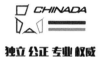

兴奋剂中心融合中国特色和国际标准，负责具体制定反兴奋剂相关程序和标准，具体

图 2-5 中国反兴奋剂中心标识

实施全国反兴奋剂检查、调查、听证、检测、结果管理和监督、宣传教育等工作。

1989 年，北京兴奋剂检测实验室正式通过了国际奥委会医学委员会的资格考试，取得了国际检测资格，目前是国际 A 级检测实验室。2021 年 12 月 15 日，北京兴奋剂检测实验室自中国反兴奋剂中心剥离，移交至北京体育大学管理。这是根据 WADA 实验室国际标准关于实验室独立性的相关要求，经中国反兴奋剂中心与北京体育大学协商决定的。现今，我国兴奋剂检测实验室已成为一个独立的第三方，严格按照国家有关法律法规、《条例》和国际标准的有关要求，开展国际、国内兴奋剂检测工作。国家反兴奋剂机构采集到的样本，只有在获得 WADA 认可的实验室进行检测，才能获得国际层面的认可。北京兴奋剂检测实验室是目前国内唯一有权进行兴奋剂检测的机构，是我国唯一一所获取 WADA 认可并通过 CNAS 保持 ISO/IEC 17025 认可资质（目前全球仅有 29 所具备该认可资质的兴奋剂检测实验室）的兴奋剂检测实验室。实验室具体负责兴奋剂常规检测、方法开发、方法确认、国际和国内实验室间比对及能力验证（考试），编写方法标准操作步骤等质量文件等工作；贯彻执行最新版 ISO 17025、WADA《实验室国际标准》（*The International Standard for Laboratories*，*ISL*）质量体系要求；负责兴奋剂检测样品的管理，样品安全链相关文件记录的管理等工作。近年来，实验室先后圆满完成了如北京 2008 年奥运会、广州 2010 年亚运会、南京 2014 年青奥会、全国运动会、北京 2022 年冬奥会等重大综合性运动会的兴奋剂检测工作。兴奋剂检测使处罚有据可依，为纯洁体育保驾护航。

（二）行政管理

对体育界不能通过行业管理加以解决又关乎社会公共利益的问题，由政府承担管理责任，以直接介入的方式加以调控。同时，也可间接达到使体育组织的自治管理事务符合政府公共管理的政策目标。这部分主要由国家体育总局和地方各级体育行政部门领导、协调和监督全国和本地区的反兴奋剂工作。

遵循"荣誉共享、责任共担、分级管理"的原则，国家体育总局、所属各项目中心、各地方体育部门齐抓共管，保证中国运动员干干净净参赛。其中，国家体育总局组织开展全国反兴奋剂工作，于 2014 年成立反兴奋剂处。地方体育部门负责本地区的反兴奋剂工作，特别是针对本地区青少年运动员开展反兴奋剂教育培训。全国性单项体育组织负责本项目的反兴奋剂工作，并对兴奋剂违规人员和单位进行处罚。

同时，为了加强运动员的反兴奋剂工作，遵循"谁组队、谁管理、谁负责"的原则，负责备战任务的国家运动项目管理单位、全国性体育社会团体等单位承担国家队的反兴奋剂工作职责，省级及以下体育行政部门承担省级及以下运动队的反兴奋剂工作职责，同时配合做好入选国家队运动员的反兴奋剂工作。

30 多年来，我国竞技体育反兴奋剂管理体系经历了从无到有、逐渐强化、不断完善的过程，最终形成了既符合中国国情又与国际接轨的反兴奋剂管理体系，即国务院体育行政部门负责并组织全国的反兴奋剂工作，国务院其他有关部门协同配合，中国反兴奋剂中心具体实施，北京体育大学北京兴奋剂检测实验室负责检测，全国性体育社会团体、地方政府及各相关单位各负其责的管理体制。

中国体育代表团实现兴奋剂问题"零出现"的既定目标

2023 年 10 月 6 日，杭州亚运会中国体育代表团副团长李颖川接受了记者采访，介绍了杭州亚运会中国体育代表团开展反兴奋剂工作的思路、举措和创新。

李颖川介绍，截至 10 月 5 日，中国体育代表团 880 名运动员在杭州亚运会期间，共有 45 个项目，249 名运动员（含 1 人多次检查）接受兴奋剂检查 363 例，其中尿检 314 例、血检 37 例、干血点 12 例；共接受 2 例马匹兴奋剂尿样检查；接受检查最多的为游泳运动员覃海洋，检查 9 例。中国体育代表团总受检数预计占亚运会总检查数的 20% 左右，迄今为止未出现任何兴奋剂问题，实现了兴奋剂问题"零出现"，达成了中国体育代表团运动成绩和精神文明双丰收的参赛目标。

针对杭州亚运会中国体育代表团运动员来源广泛、地点分散、非奥运会项目和社会项目多等特点，国家体育总局制订并实施了科学、系统、严格、严密的代表团反兴奋剂工作方案。

首先是实施亚运会史上规模最大的赛前三轮兴奋剂筛查。自 2022 年 1 月起对备战亚运会运动员实施兴奋剂检查，共检查 15181 例，创历史新高。首次在亚运村开村前一个月实施全覆盖三轮兴奋剂筛查 4730 例。全覆盖、有重点、多轮次、高强度的兴奋剂检查，既排查了风险，又形成了"零容忍"的高压态势。

其次是实施史上最严格的赛前兴奋剂管控措施。对所有备战亚运会的队伍实施全覆盖、有重点的赛前督导，逐个反馈整改意见，并跟进整改落实，夯实"干净的国家队反兴奋剂生态体系"建设。严格实施检查准入，对检查异常的运动员一律取消参赛资格，确保代表团教育准入和背景准入 100% 通过。严格实施进村开、封箱行李核查，运动员治疗用药、营养品核查，行踪信息核查，对发现的风险隐患建立台账，逐条销号，一盯到底，筑牢兴奋剂风险防控堤坝。

最后是实施史上最周密的参赛期间反兴奋剂管理监督。建立上下联动、高效统一的赛时代表团反兴奋剂工作机制，团部反兴奋剂和医疗组统一指挥，各村设反兴奋剂专员，确保全项目、全时空、全流程的指导和监督，立足早发现、早防范、早处置，将风险和问题处理在萌芽状态。

李颖川强调，只有第一、二轮筛查阴性的运动员才能入村，第三轮筛查阴性的运动员才能参赛。

资料来源：林剑 . 全力推进"干净的国家队反兴奋剂生态体系"建设［N］. 中国体育报，2023-10-06（1）.

【案例分析】

中国在杭州亚运会中实施了科学、系统、严格、严密的反兴奋剂工作方案，包括大规模的赛前三轮筛查、严格的赛前管控和周密的参赛期间管理监督等，充分展示了中国政府和体育界对反兴奋剂工作的高度重视和坚决态度，以及在反兴奋剂领域的专业能力和管理水平。

兴奋剂检查是维护体育赛事公平性的关键举措。通过严格的检查措施，能够有效防止运动员通过不正当手段获取优势，保证所有参赛运动员在公平的环境下竞争，让比赛结果真实反映运动员的实力和努力，维护了体育赛事的尊严和价值。大规模、严格的兴奋剂检查及对违规行为的及时处理和公开通报，增强了公众对赛事的信任和认可。观众放心地观看比赛，并相信运动员的表现是真实可靠的，有利于提升赛事的整体公信力和影响力。

（三）兴奋剂违规处罚内容

我国对构成兴奋剂违规的个人及其所属单位进行处罚，部分反兴奋剂立法规定如表 2-1 所示。处罚原因包括当事人发生了任一种兴奋剂违规行为；所在单位未履行反兴奋剂义务，未尽到管理责任，甚至引诱、教唆、欺骗、组织、强迫运动员使用兴奋剂，向运动员提供兴奋剂等。

处罚种类包括对当事人进行罚款、禁赛等；对当事人所属单位所在项目进行罚款，取消体育道德风尚奖等相关奖项评选资格，给予一定时期的停赛处罚，以及取消下一届重大国内国际赛事的参赛资格等。同时，给予相关管理和辅助人员警告、记过、开除处分，并追究相应的民事、刑事责任等。

表 2-1　部分反兴奋剂立法规定

法律规范	受罚主体	处罚方法
《反兴奋剂管理办法》	运动员和辅助人员	取消与体育相关的政府津贴、补助或者其他经济资助；取消体育系统各类奖励、奖项、荣誉称号、职称、科研项目的申报和评比资格
《反兴奋剂条例》	运动员和辅助人员	收缴非法持有的兴奋剂；不得从事运动员辅助工作和体育管理工作；构成犯罪的，依法追究刑事责任
《反兴奋剂规则》	运动员和辅助人员	取消奖牌、积分和奖金；禁赛；负担兴奋剂检测费用，补偿反兴奋剂工作的必要支出，或者对其作出罚款等

（四）争议解决

在国际上，CAS 每年都会处理相当数量的涉兴奋剂纠纷，为全世界运动员提供了涉兴奋剂的国际性争议解决平台。为了及时、公正地解决体育纠纷，保护当事人的合法权益，我国在争议解决方面进行了有益探索。

1.反兴奋剂听证制度的发展

听证属于兴奋剂纠纷的内部解决方式。1995 年颁布的《体育法》曾规定

"在竞技体育活动中发生纠纷，由体育仲裁机构负责调解、仲裁"，但我国在相当长的一段时间内没有建立体育仲裁机构。在这种情况下，召开听证会实际上发挥了解决兴奋剂争议的功能。我国比较正规的反兴奋剂统一听证制度始于2011年。2012年，中国反兴奋剂中心成立听证委员会，后经过两次改革发展为一个相对独立的机构。

2018年开始，体育行政部门和反兴奋剂中心的代表不再担任听证委员会委员，减少运动员一方对行政部门"既是运动员又是裁判员"的疑虑；听证会结论也不再由反兴奋剂中心签发，而是由听证专家组直接得出。2021年，新版《条例》实施，我国也随之印发新的《兴奋剂违规听证实施细则》。自此，一个案子从提出听证申请到最终得出结论，都由听证专家组的3人负责主持进行调查、组织证据、举证、质证、证据交换和审核，并遵循少数服从多数原则形成听证会结论，这满足了《条例》和《结果管理国际标准》关于听证委员会运行独立性的要求。

2. 中国体育仲裁委员会

听证会的目的是公平公正地解决涉兴奋剂纠纷，但结果可能依然无法满足其中一方的诉求，最常见的情况是运动员对听证会判定其违规的结论或禁赛处罚的期限不服，这时一个更高层级、有终局权威的裁决机构的存在显得尤为重要。《条例》规定，如果运动员对听证结果不服，还应该有仲裁的途径。体育仲裁能发挥听证起不到的终局性作用，同时会推动听证制度更公开透明。2022年新修订的《体育法》于2023年1月1日起实施。新修订的《体育法》增加"体育仲裁"章，第九十三条规定，"国务院体育行政部门依照本法组织设立体育仲裁委员会，制定体育仲裁规则"，明确由国家建立体育仲裁制度。《体育法》的修订是国家体育法治建设的重大进步，它完善了针对中国运动员涉兴奋剂纠纷的救济渠道，为我国建立体育仲裁制度奠定了法律基础。无论从保护运动员权益、解决国内体育纠纷的角度，还是从适应国际体育发展潮流的层面，体育仲裁都是非常重要的制度设计。

2022年底，《体育仲裁规则》和《中国体育仲裁委员会组织规则》正式公布。国内的反兴奋剂仲裁有"一裁终局"的效力，除了某些特殊情况，参加仲裁的各方都不能再继续上诉。已经运行多年的听证制度可以为仲裁提供借鉴和支持，保证仲裁的专业性、权威性和公正性。

2023 年 2 月 11 日，中国体育仲裁委员会在北京成立。它是由国家体育总局依法设立的、全国唯一的专门处理体育领域纠纷的仲裁机构。中国体育仲裁委员会的成立，标志着《体育法》规定的体育仲裁制度成为现实，为依法化解体育领域纠纷、保障体育事业健康有序发展提供了有力的组织保障。体育仲裁制度的实施，有力维护了体育领域政治稳定的大局。我国坚决维护体育仲裁机构的权威性和公正性，确保体育仲裁活动独立进行，确保生效的体育仲裁裁决得到履行。

第一届中国体育仲裁委员会由 15 位成员组成。委员既有来自全国人大常委会法制工作委员会、最高人民法院、北京市第四中级人民法院的负责人，又有长期从事体育法律研究的权威专家，以及运动员、教练员、裁判员等体育工作者代表，具有较为广泛的代表性和专业性。

中国体育仲裁委员会依法履行的职责包括制定、修改章程；聘任、解聘仲裁员；根据《体育仲裁规则》仲裁体育纠纷等。中国体育仲裁委员会受理案件的范围包括对体育社会组织、运动员管理单位、体育赛事活动组织者按照兴奋剂管理或者其他管理规定作出的取消参赛资格、取消比赛成绩、禁赛等处理决定不服发生的纠纷；因运动员注册、交流发生的纠纷；在竞技体育活动中发生的其他纠纷。《中华人民共和国仲裁法》规定的可仲裁纠纷和《中华人民共和国劳动争议调解仲裁法》规定的劳动争议，不属于体育仲裁范围。

兴奋剂案件往往十分复杂。中国体育仲裁委员会注重打造一支公正、专业的高素质仲裁员队伍，确保案件审理高质、高效。反兴奋剂仲裁员需要非常了解国际、国内反兴奋剂规则，熟悉反兴奋剂工作，接受专业的培训。为了保证公平，有关专家还要严格遵守回避制度。参加过听证的专家不能参加同一案件的仲裁，而在案件处理过程中提供"量刑"建议的处罚委员会专家，也不能参加同一案件的听证或者仲裁。

国家体育总局"反兴奋剂工程"建设方案

坚决贯彻落实习近平总书记对反兴奋剂工作系列指示批示精神，坚持对兴奋剂"零容忍"，按照"零出现"的标准和要求，全面加强反兴奋剂工作，加快构建由重事后追惩轻事前预防向追惩预防并举、以预防为重的"拿干净金牌"的反兴奋剂长效治理体系，确保中国代表团东京奥运会、北京冬奥会参赛兴奋剂问题

"零出现"，全面提升体育行业反兴奋剂治理能力和治理水平。

一、进一步提高政治站位，认真学习传达贯彻落实好习近平总书记重要指示批示精神

1. 切实抓好总局《关于落实习近平总书记对反兴奋剂工作系列指示批示精神有关事宜的通知》（体科字〔2019〕161号）落实情况的督导和检查，确保全国体育系统深入学习、坚决贯彻落实总书记关于反兴奋剂工作的重要指示批示精神，切实从"两个维护"的高度增强反兴奋剂工作的政治自觉。督促各单位明确工作职责，全面压实反兴奋剂工作责任；全面排查风险，彻底整治反兴奋剂工作薄弱环节；强化责任追究，对兴奋剂违规进行最严厉的处罚。全面持续推进以"拿干净金牌"为核心的反兴奋剂价值观教育，开展全覆盖、全周期、常态化、制度化的教育，构建反兴奋剂教育预防体系。

2. 贯彻落实十九届四中全会精神，继续推进反兴奋剂治理体系和治理能力现代化。以习近平总书记对反兴奋剂工作的重要指示批示精神为根本遵循，牢固树立"拿干净金牌"理念，坚持问题导向，准确把握当前国际国内形势，加快构建反兴奋剂长效治理体系，全面提升反兴奋剂治理能力。

3. 加大《兴奋剂刑事案件司法解释》的宣传教育力度，充分发挥震慑和预防作用。在将司法解释纳入学习贯彻党的十九届四中全会精神集中轮训班培训内容，对总局处级以上干部进行全面培训、举办省区市体育局负责反兴奋剂处级干部培训班的基础上，2020年将对省区市体育局主要领导、分管领导进行司法解释专题培训，在全国体育系统加强宣传教育，充分发挥震慑和预防作用。

4. 加强与世界反兴奋剂机构的沟通与合作，准确把握世界反兴奋剂斗争的形势和动向；成立反兴奋剂研究机构，加强对国际反兴奋剂情况的研究，并适时提出我国与国际在反兴奋剂工作中如何对接的方案和措施。按照2021版《世界反兴奋剂条例》和相关国际标准的要求，及时修订《反兴奋剂管理办法》和《体育运动中兴奋剂管制通则》。大力开展国家队运动员和辅助人员的教育和培训，强化法规意识，加强警示提醒。

二、压实政治责任，切实建立反兴奋剂工作上下联动、齐抓共管的工作格局

5. 加强反兴奋剂工作的统一领导，成立总局反兴奋剂工作领导小组，由总局主要领导担任组长，其他总局领导任成员；领导小组下设办公室，由总局分管领导兼任办公室主任，有关职能司局、直属单位主要负责同志作为成员，理顺机

制，加强力量，统筹协调，形成合力。

6. 压紧压实反兴奋剂工作主体责任。加强反兴奋剂组织机构建设，各奥运项目中心和协会要建立专门的反兴奋剂部门或办公室，各省区市体育局建立健全省级层面的反兴奋剂专门机构，构建纵横交叉的反兴奋剂组织体系，形成上下联动、齐抓共管的工作格局。切实履行主体责任，按照"谁组队、谁管理、谁负责"的原则，国家队反兴奋剂工作职责由负责备战任务的项目中心或项目协会承担，省级及以下运动队反兴奋剂工作职责由各省区市体育局承担，同时配合做好入选国家队运动员的反兴奋剂工作。各国家队进一步明确和细化运动员、教练员、管理人员、辅助人员的反兴奋剂工作职责，制定精细化工作制度，确保反兴奋剂工作各环节过程清晰，责任明确。

7. 探索新形势下兴奋剂综合治理工作的措施和办法，积极争取公安、司法、市场监管、药监、卫生、教育等部门的支持配合，充分发挥体育运动中兴奋剂问题综合治理协调小组作用，共同做好兴奋剂综合治理工作。加快建立"综合运用政治、组织、纪律、法律、经济、技术等手段，织密全周期、全天候、全方位、全链条的兴奋剂监督防控网络"的管理体制和工作机制，实现监督检查全覆盖。

三、紧盯关键岗位和重点环节，提高反兴奋剂工作的针对性和有效性，把日常监督和监督规定落到实处

8. 做好国家队反兴奋剂风险防控和管理工作，全面加强国家队反兴奋剂工作治理体系和治理能力建设，2020年举办国家队兴奋剂风险防控体系建设培训班，全面推进系统化、专业化的管理、教育、检查、三品防控等全方位能力建设，将各项反兴奋剂管控措施落实到队、落实到人，致力打造干净的国家队。切实把"零出现"的要求落实到日常管理中，确保中国体育代表团东京奥运会和北京冬奥会兴奋剂问题"零出现"。

9. 加强对反兴奋剂工作的督查，充分发挥5个反兴奋剂工作督查组作用，加强对兴奋剂重点高危项目国家队督查，重点聚焦反兴奋工作存在的突出问题。总局相关领导适时对反兴奋剂工作进行督查。通过阶段性集中检查和日常督促检查，督促相关国家队落实反兴奋剂工作主体责任和监督责任，建立健全国家队兴奋剂风险防控体系，确保总局反兴奋剂各项要求落实到位。2020年，将扩大派驻国家队范围。

10. 全面加强东京奥运会中国体育代表团反兴奋剂工作。总结反兴奋剂专项

治理、专项整治、国家队督查工作中取得的经验和好的做法，按照"零出现"的要求，聚焦兴奋剂防控的风险和薄弱环节，紧盯关键岗位和重点环节，制订东京奥运会中国体育代表团反兴奋剂工作方案。做到强化责任无盲点、制度措施无死角、运行管理无差错、任何环节无漏洞，以制度建设保证实现"零出现"目标。

11. 加大兴奋剂检查力度和科学性，做到全覆盖、高频次、无规律。充分运用情报调查手段，发挥运动员生物护照监控作用，充分发挥其警示、预防和查处作用；研究建立运动员样本长期保存待复检的制度。积极参与世界反兴奋剂机构开展的干血点项目，密切跟踪基因兴奋剂检测技术的研发，进一步提高我国兴奋剂检测能力。

12. 进一步加强食品、营养品和药品使用风险预警机制，提升对食源性、药源性兴奋剂的防控能力。

四、制定完善反兴奋剂处罚问责追责制度，建立兴奋剂问题"黑名单"，营造良好的反兴奋剂舆论氛围

13. 强化责任追究，对兴奋剂违规进行严肃追责。在严厉进行执行技术处罚的同时，加强对造成兴奋剂违规的根源、管理环节和相关人员的责任等事实情况进行调查。对管理单位以及单位负责人、负有责任的主管人员进行责任认定，依法依规追究责任；建立与公安部、最高人民法院、最高人民检察院的对接机制，依法打击故意使用兴奋剂等违法犯罪行为，对情节严重、造成恶劣影响的，将商请司法机关介入调查，依法依规从严从快处理。

14. 制定兴奋剂禁止合作名单定期在网上进行发布。严格执行中央文明委《关于集中治理诚信缺失突出问题 提升全社会诚信水平的工作方案》、总局《体育市场黑名单管理办法》，将发生重大兴奋剂违规行为等情形的经营主体或从业人员列入体育市场黑名单，协调发改委等部门，定期向社会公布，实施信用约束、联合惩戒。按照总局《关于严禁发生过严重兴奋剂违规的教练员等辅助人员参与训练指导等工作的通知》，严格加强相关人员的管理，在体育系统进行严肃清查，确保有关工作要求落实到位。

15. 畅通兴奋剂问题的举报、加大反兴奋剂宣传力度。充分发挥反兴奋剂中心网站发布的兴奋剂违规举报电话和邮箱的举报功能，确保举报渠道通畅。积极稳妥地研究建立兴奋剂举报人奖励制度，利用缴纳的兴奋剂违规罚款给予奖励。进一步加强反兴奋剂国际交流与合作，商请主流媒体加强反兴奋剂工作的宣传，

充分报道我国对反兴奋剂工作"零容忍"的态度以及取得的成绩，在国际社会、国内各界营造良好的舆论氛围。

【案例分析】

《国家体育总局"反兴奋剂工程"建设方案》是为全面加强反兴奋剂工作而制定的。该方案的实施有助于体育系统深入学习、坚决贯彻落实习近平总书记关于反兴奋剂工作的重要指示批示精神，切实从"两个维护"的高度增强反兴奋剂工作的政治自觉；明确各单位、各部门在反兴奋剂工作中的职责，督促有关人员认真履行反兴奋剂工作责任。该方案确保体育工作始终保持正确的政治方向，维护国家的尊严和荣誉，体现了体育领域对国家领导人指示的高度重视和积极响应；有利于加强体育系统的组织建设和管理，提高工作效率和执行力，确保反兴奋剂工作的各项任务得到有效落实。

在体育行业发展层面，坚持对兴奋剂问题"零容忍"，严厉打击使用兴奋剂的行为，能够有效遏制兴奋剂在体育领域的蔓延，维护体育竞赛的公平性和纯洁性。这为运动员提供了一个公平竞争的舞台，让他们能够凭借自身的实力和努力取得成绩，从而推动体育事业的健康发展。通过加强反兴奋剂工作，中国体育在国际上的形象将得到提升，并增强国际社会对中国体育的认可和尊重。这有助于中国体育更好地融入国际体育大家庭，争取更多的国际体育资源和机会，为中国体育的国际化发展创造有利条件。反兴奋剂工程的建设能够引导运动员、教练员和有关工作人员树立正确的价值观和体育精神，鼓励他们通过科学训练和合法手段提高竞技水平；有利于培养优秀的体育人才，推动体育项目的技术创新和发展，为体育事业的可持续发展提供坚实的基础。

在运动员个人层面，使用兴奋剂不仅违反道德和法律，还会对运动员的身心健康造成严重的危害。该方案的实施能够加强对运动员的教育和管理，提高他们对兴奋剂危害的认识水平，从而保护运动员的身心健康和生命安全。干净的比赛环境能够确保运动员的成绩得到认可，避免因他人使用兴奋剂而影响运动员的排名和荣誉。同时，严格的反兴奋剂措施也能够防止运动员因误服或被他人陷害而遭受不公正的处罚，保障运动员的合法权益。

在社会层面，体育明星在社会上具有较高的影响力和号召力，他们的行为和表现会对广大青少年产生重要的影响。该方案的实施，有利于加强反兴奋剂工作，让运动员成为青少年的良好榜样，引导青少年树立正确的人生观和价值观，促进青少年健康成长。体育赛事是社会关注的焦点，反兴奋剂工作的有效开展能够增强社会公众对体育赛事的信任和认可，提高体育行业的社会公信力，这对于维护社会的和谐稳定，促进社会的发展具有积极的意义。

第二节　反兴奋剂规则体系

打击、反对使用兴奋剂是全世界的共识。为了遵循国际反兴奋剂规则的规范化、一致化要求，各国纷纷在其法律规则层面作出应对与调适。本节将重点介绍国际上通行的反兴奋剂规则，以及中国为应对反兴奋剂事业的挑战而制定的一系列法律法规。

一、国际反兴奋剂规则体系

在国际上，自 2003 年实施《条例》，以及各国签署《反对在体育运动中使用兴奋剂国际公约》（2005）以来，反兴奋剂的法律法规逐步形成了一个体系，既有国际公约、参照执行的相应文本，又有一些示范条款、推荐标准，以及处理和解决因此而产生的兴奋剂纠纷的一系列方法。国际反兴奋剂规则体系已成为各国参与奥林匹克运动和一些重大国际赛事的强制性规则，我国也积极参与其中。

在国际反兴奋剂领域，一些规则是可以作为具有国际法效力的法律依据来执行的，还有一些是推荐和建议文本，不具有法律强制的效力。2005 年，联合国教科文组织通过的《反对在体育运动中使用兴奋剂国际公约》，相当于一个国际法的文件，有两个附件。《条例》的框架下还有 8 个标准。这一系列有关的文件具有国际法的效力。还有一些没有达到这个层级的文件，属于推荐或参考的范畴。

国际层面，反兴奋剂规则的位阶依次为《条例》、国际标准及《指南》。《条例》是反兴奋剂领域的一部"示范法典"，包括"强制条款"和"推荐条款"两大类。强制条款指"必须在不做任何实质性更改的条件下纳入各反兴奋剂组织的反兴奋剂规则"，如第 2 条"兴奋剂违规"、第 10 条"对个人的处罚"等；而推荐条款指"允许各反兴奋剂组织在制定规则时灵活运用"，如第 18 条"教育"。国际标准具有强制执行力，包括《禁用清单国际标准》《检查和调查国际标准》

《治疗用药豁免国际标准》《结果管理国际标准》等。《指南》大多是对上述国际标准的解释，具有"示范"效力。

以下简要介绍国际反兴奋剂规则体系，并详细阐述《条例》和《禁用清单》。

（一）国际反兴奋剂规则体系概述

如图 2-6 所示，WADA 的标语为"向兴奋剂说不"。反兴奋剂体系建立在体育的内在价值观之上。该内在价值观通常被称为"体育精神"，即运动员将天赋发挥到极致而有道德地追求人类的卓越。体育精神是对人类精神、身体和心灵的颂扬，是奥林匹克精神的精髓，体现在体育运动中，以及体育运动所呈现的价值观中，包括健康；道德、公平竞赛与诚实；运动员权利；卓越的表现；人格与教育；乐趣与快乐；团队协作；奉献与承诺；尊重规则与法律；尊重自己，尊重其他参赛者；勇气；共享与团结等。体育精神体现在我们如何公平竞赛。使用兴奋剂在根本上与体育精神背道而驰。

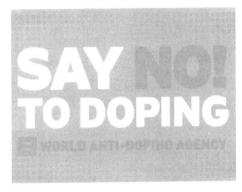

图 2-6　WADA 标语"向兴奋剂说不"

国际反兴奋剂规则体系旨在保护运动员的健康，并为运动员提供不使用禁用物质和禁用方法而追求卓越的机会。反兴奋剂规则体系力求在尊重规则、尊重其他参赛者、公平竞争、公平的比赛环境及纯洁体育对世界的价值等方面，维护体育的完整性。

国际反兴奋剂规则体系涵盖为确保国际和国家反兴奋剂体系的高度一致和最佳实施所必需的所有要素，主要包括第一级：《条例》；第二级：国际标准和技术文件；第三级：最佳实施模式及指南。

1.《条例》

《条例》是协调世界各地体育组织内部和公共当局之间反兴奋剂政策、规则和条例的核心文件。《条例》的所有签约方和 WADA 应当密切合作，以确保体育运动中反兴奋剂斗争的胜利，并遵守《条例》。反兴奋剂规则与竞赛规则一样，都是治理体育比赛环境的体育规则。作为参加或参与体育运动的条件之一，运动员、运动员辅助人员或其他当事人须接受这些规则，并受这些规则约束。虽然这些反兴奋剂规则和程序在适用时遵守了比例原则和人权原则，但在审查特定案件的事实和规定时，所有法院、仲裁听证小组和其他裁决机构都应当了解和尊重《条例》中反兴奋剂规则的独特性，并认识到这些规则代表了全世界与公平体育有利害关系的利益相关方的广泛共识。

2. 国际标准

国际标准用于反兴奋剂体系内各技术和运行领域，由各签约方和各国政府协商后制定并由 WADA 批准。国际标准旨在使负责反兴奋剂体系具体技术和运行领域的各反兴奋剂组织之间协调一致。

遵守国际标准是遵守《条例》的必要条件。WADA 执委会在与各签约方、各国政府和其他利益相关方进行合理协商后，可以适时对国际标准进行修订。国际标准及其所有修订本将在 WADA 网站上公布，并在国际标准或其修订本规定的日期生效。

国际标准规定了实施《条例》所需的大部分技术细节。经与各签约方、各国政府和其他利益相关方协商后，由专家制定国际标准，并将其划分为若干个独立文件。WADA 执行委员会能够对国际标准进行及时修改，而无须对《条例》进行任何修订。

8 项国际标准与《条例》协同工作，旨在促进各领域反兴奋剂组织之间的一致性。这些国际标准包括《检查和调查国际标准》（*The International Standard for Testing and Investigations*，ISTI）；《实验室国际标准》（*The International Standard for Laboratories*，ISL）；《治疗用药豁免国际标准》（*The International Standard for Therapeutic Use Exemptions*，ISTUE）；《禁用清单国际标准》（*The International Standard for the Prohibited List*，ISPL）；《隐私和个人信息保护国际标准》（*The International Standard for the Protection of Privacy and Personal Information*，ISPPPI）；《签约方条例遵守国际标准》（*The International Standard for Code Compliance by Signatories*，ISCCS）；《教育国际标准》（*The International Standard for Education*，ISE）；《结果管理国际标准》（*The International Standard for Results Management*，ISRM）。

3. 技术文件

技术文件与执行国际标准的强制性技术要求有关，由 WADA 执行委员会适时批准和公布。

遵守技术文件是遵守《条例》的必要条件。如果新版或修订版的技术文件在执行上不具有时效性，WADA 执行委员会应当考虑与各签约方、各国政府和其他利益相关方进行合理协商。技术文件在 WADA 网站上一经公布立即生效，除非特别规定了较晚的生效日期。例如，如果在报告样本为阳性检测结果前需要额外的检测程序，则 WADA 执行委员会应当立即发布一份技术文件，对该程序予以规定。

4. 最佳实施模式及指南

最佳实施模式及指南基于《条例》和国际标准制定，并将继续完善，为反兴奋剂的不同领域提供解决方案。WADA 向签约方和其他利益相关方推荐并提供最佳实施模式及指南，但不强制执行。除提供反兴奋剂文件范本外，WADA 还将协助签约方开展某些培训工作。

这些文件范本可提供备选方案，供利益相关方选择。利益相关方可以选择逐字逐句采用规则范本和其他最佳实施模式，也可以在修改后采用这些范本，还可以选择自行制定与《条例》规定的一般原则和特定要求相一致的规则。针对反兴奋剂工作的具体内容，文件范本或指南可能会根据利益相关方公认的需求和期望继续增加、修改和完善。

（二）《条例》

2003 年 WADA 主持召开了哥本哈根世界反兴奋剂大会，会上首次通过《条例》，后续由 WADA 负责编制并根据情况加以修订。这是历史上统一所有运动项目和所有国家反兴奋剂规则的第一个国际协定，预示着反兴奋剂斗争的新突破，这无疑是反兴奋剂斗争史上一个重要的里程碑。

《奥林匹克宪章》和《反对在体育运动中使用兴奋剂国际公约》（2005）都将预防和反对在体育运动中使用兴奋剂视为国际奥委会和联合国教科文组织的一项重要使命，并认同《条例》的根本作用。

1.《条例》和国际标准修订

《条例》从最初制订时，就并非被设定成一份停滞不前的文件，而是根据形势变化而不断更新的文件。《条例》几经修改，第一版条例于 2004 年 1 月 1 日生效，其后分别于 2009 年、2015 年和 2021 年的 1 月 1 日起生效。随着反兴奋剂的发展，规则、条例和政策也会随之发展。根据在实施 2004 年版《条例》方面取得的经验，WADA 于 2006 年、2011 年和 2017 年启动了审查《条例》的磋商进程。这些审查过程涉及整个反兴奋剂界的通力协作，旨在进一步强化《条例》，使其更有利于保障世界各地运动员的合法权益。

WADA 于 2006 年启动了第一次《条例》审查。经过 3 个阶段和若干个初稿的公布，修订后的《条例》获得理事会的一致通过，于 2007 年 11 月 17 日在西班牙马德里举行的第 3 届世界反兴奋剂大会上获得了 1500 名与会代表的认可，并于 2009 年 1 月 1 日生效。

2015 年版《条例》的修订过程始于 2011 年底，经过两年多的 3 个阶段的磋商，2000 条修改意见的提交，修订后的《条例》于 2013 年 11 月 15 日在南非约翰内斯堡举行的第 4 届世界反兴奋剂大会上获得一致通过，并于 2015 年 1 月 1 日生效。

2021 年版《条例》的修订过程始于 2017 年底，经过两年多的 3 个阶段的磋商，收到了 2000 多条意见，进行了两次修订。其间，第一次修订于 2018 年 4 月 1 日生效（遵守《条例》修正案），第二次于 2019 年 6 月 1 日生效（将某些内源性物质报告为非典型性结果）。最终，修订后的《条例》于 2019 年 11 月 7 日在波兰卡托维兹举行的第 5 届世界反兴奋剂大会上获得一致通过，并于 2021 年 1 月 1 日正式生效（图 2-7）。

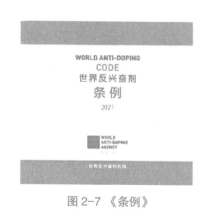

图 2-7 《条例》

《条例》的每一次审查过程都需要合作化和透明化，这为保护全世界纯洁运动员的权利提供了更强大、更有力的工具。

2.《条例》的合规性

迄今为止，约有 700 个体育组织已经接受《条例》。这些组织包括国际奥林匹克委员会（IOC）、国际残疾人奥林匹克委员会（IPC）、国际单项体育联合会（IFs）（包括所有 IOC 承认的 IFs）、国家奥林匹克委员会和国家残疾人奥林匹克委员会，以及各个国家和地区的反兴奋剂组织（NADOs 和 RADOs）。

为了完全遵守《条例》，签约方必须采取 3 个步骤：接受、实现和执行。接受是指签约方同意《条例》的原则，并同意实现和遵守《条例》。一旦签约方接受本条例，就必须实现本条例，《条例》的实现是指签约方修订自己的规则和政策，使其纳入《条例》所有的强制性条款和原则。而执行是指签约方根据《条例》，实际执行其修订的规则和政策。

3.《条例》的合规监控程序

近年来，WADA 越来越重视确保《条例》签约方制订高质量的反兴奋剂计划。并且，根据利益相关方的强烈要求，严格监控其合规性。为此，WADA 于 2016 年启动了 ISO 9001:2015 认证的《条例》合规监控计划，该计划于 2017 年得到扩展。该计划是对已有反兴奋剂规则和计划进行的最彻底的审查，旨在加强运动员和公众对全球反兴奋剂组织工作标准的信心。2018 年 4 月 1 日，《签约方条例遵守国际标准》（*ISCCS*）生效，通过为 WADA 的合规活动建立明确的框架并概述适用于签约方的责任和后果，进一步加强了 WADA 的《条例》合规监控计划。

4.《条例》的签约方

以下类别的体育组织已接受《条例》：奥林匹克运动、国家反兴奋剂组织、一些奥林匹克运动之外的组织。

5.《条例》的主要内容

《条例》是体育领域中世界反兴奋剂体系所依据的普遍适用的基础性文件。《条例》的目的在于通过反兴奋剂核心内容的普遍一致来加强反兴奋剂工作。《条例》在需要一致的问题上力求明确规定，以达到完全一致，而在其他方面又高度概括，以便在如何执行已达成共识的反兴奋剂原则上允许有灵活性。《条例》的起草充分权衡了比例原则和人权原则。

《条例》主要由四个部分构成，分别为兴奋剂管制，教育与研究，责任与义务，承认、遵守、修改及解释。《条例》的宗旨是保障运动员参加无兴奋剂的体育运动的基本权利，从而增进世界范围内运动员的健康、公平与平等，以及确保在预防使用兴奋剂方面，在国际和国家层面上形成协调、一致、有效的反兴奋剂体系，包括：

教育——提高认识、提供信息、宣传交流、树立价值观、培养生活技能和决策能力，以防止故意和非故意的兴奋剂违规。

遏制——确保制定强有力的，并对所有利益相关方都很重要的规则和处罚措施，以转变潜在兴奋剂使用者的企图。

发现——有效的检查和调查体系不仅能增强遏制力，还能发现兴奋剂违规者，并制止任何人参与兴奋剂的行为，从而有效地保护纯洁运动员和体育精神。

执行——对兴奋剂违规者进行裁决和处罚。

法治——确保所有利益相关方同意遵守《条例》和国际标准，并确保在实施反兴奋剂体系时采取的所有措施都遵守《条例》、国际标准、比例原则和人权原则。

（三）《禁用清单》

由 WADA 每年公布的禁用物质和禁用方法的清单，被称为《世界反兴奋剂条例国际标准禁用清单 ×× 年》，简称《禁用清单》。《禁用清单》是一份强制性的国际标准，是世界反兴奋剂体系的组成部分，具有绝对的权威性。每年更新的英文版和法文版《禁用清单》可以从 WADA 官方网站获取。我国每年组织对《禁用清单》进行翻译，其中文版本可以从中国反兴奋剂中心官方网站获取。

1. 历史演变

《禁用清单》由来已久，随着医药化工行业的飞速发展，"兴奋剂"的范围不断扩大，《禁用清单》也不断丰富。早在 1928 年，国际业余田径联合会率先表态，宣布全面禁止使用兴奋剂，但当时并没有一份官方权威的禁药名单。经过近

40 年的努力，1967 年，国际奥委会医学委员会发布了第一份在竞技体育中禁止使用的药物名单，并正式宣布在 1968 年于格勒诺布尔举办的第 10 届冬奥会上，依据这份《禁用清单》试行兴奋剂检查。第一份《禁用清单》种类不多，主要是刺激剂和麻醉止痛剂，包括 8 种药物。

1968 年 7 月，国际奥委会医学委员会在瑞士洛桑召开会议，讨论、总结了格勒诺布尔冬季奥运会试行兴奋剂检查的经验。这次会议对禁用物质做了进一步补充说明——如果使用了无营养作用但却能靠其成分或剂量刺激人体能力的药物，即使用于治疗，也将被视为兴奋剂违规。这进一步完善了《禁用清单》中的药物范围。1968 年 10 月，墨西哥第 19 届夏季奥运会上出现第一例阳性案例——瑞典现代五项队的一名队员血液中酒精含量超标，被剥夺了名次。

1972 年第 20 届慕尼黑奥运会时，《禁用清单》中的物质增加到 26 种。在此之后，每届奥运会前公布的《禁用清单》的范围都在不断扩大。1988 年，《禁用清单》中的药物已经划分为 5 大类，达到 100 多种。

1988 年，兴奋剂的定义有了新的诠释——一切违反医学和体育道德，用来提高运动成绩的物质和方法，都将禁止在体育运动中使用，包括那些专门设计用来提高运动成绩的物质。1989 年，禁用方法首次被列入禁药名单，《禁用清单》从一份仅仅包含药物的清单，升级为同时包括禁用物质和禁用方法（Prohibited Classes of Substances and Prohibited Methods）的清单。该《禁用清单》分成 3 个部分：第一部分是禁用物质，包括刺激剂、麻醉剂、合成代谢类固醇、β－阻断剂、利尿剂和肽类激素及类似物；第二部分是禁用方法，包括血液兴奋剂及药理学、化学、物理学的方法；第三部分是受一定限制的物质，包括酒精、大麻、局部麻醉剂和皮质类固醇。这份《禁用清单》为今后 WADA 建立相关国际标准奠定了坚实的基础。

1990 年以后，国际奥委会医学委员会基本每年修订一次《禁用清单》，及时补充新发现的某些可以提高运动成绩并有损运动员身体健康的药物或方法。1991 年，禁用物质和禁用方法首次被写入《奥林匹克宪章》。2000 年，《奥林匹克运动反兴奋剂条例》（*Olympic Movement Anti-Doping Code*，*OMADC*）正式实行，规定国际奥委会医学委员会负责禁用物质和禁用方法每年的更新和发布，《禁用物质和方法》也作为该条例的附件被共同发布。

WADA 成立以后，开始筹备制定新版的《条例》和各种国际标准，其中便包括《禁用清单》。2002 年 9 月，WADA 和国际奥委会共同发布了 2003 年版的《禁用清单》，第一次在禁用方法中加入了基因兴奋剂，这也是国际奥委会最后一次发布《禁用清单》。从 2004 年开始，更新和发布《禁用清单》的接力棒交到了 WADA 手中。作为国际标准，《禁用清单》是《条例》不可分割的一部分，由 WADA 随时修订并每年公布，于每年 1 月 1 日起开始生效。在新的《禁用清单》生效前 3 个月，WADA 会通报给各国际单项体育联合会、各国家奥委会和其他奥林匹克伙伴。

距第一份《禁用清单》发布已经过去半个世纪了，禁用物质和禁用方法发生了巨大变化，从当初的两类 8 种，发展到现在的 11 大类禁用物质，3 大类禁用方法。2014 年《禁用清单》中明确列出的禁用物质超过 240 种；2024 年《禁用清单》中明确列出禁用物质名称的有 300 多种。此外，为了防止运动员投机取巧，服用类似的或新发明的药物，从 1992 年开始，大部分禁用物质种类前都注明"以及其代谢物和异构体，包括但不限于"和"以及具有类似化学结构或类似生物效应的其他物质"——加上这两句说明后，目前禁用物质已超过 2000 种。

综上所述，从 1967 年第一份《禁用清单》发布到 2002 年，《禁用清单》都是由国际奥委会医学委员会修改、调整并定期发布的。在此期间，某些国家和地区及国际单项体育组织会根据国际奥委会发布的《禁用清单》，结合本国国情或项目自身特点，不定期公布自己的《禁用清单》。WADA 成立以后，开始制定新版《禁用清单》，并将其作为全球一致的国际标准。2003 年开始向标准化过渡，《禁用清单》由国际奥委会和 WADA 共同发布。从 2004 年起，《禁用清单》作为《世界反兴奋剂条例国际标准》正式由 WADA 统一发布，每年 1 月 1 日起执行当年的《禁用清单》。2024 年版《禁用清单》英文版封面如图 2-8 所示。

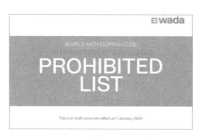

图 2-8 《禁用清单》

2. 评定标准

如果 WADA 自行确定某种物质或方法符合以下 3 项标准中的任何 2 项，则应当考虑将该物质或方法列入《禁用清单》。

（1）医学或其他科学证据、药理作用或经验表明，该物质或方法在单独使用或与其他物质或方法一起使用时，可能提高或能够提高运动能力。

（2）医学或其他科学证据、药理作用或经验表明，使用该物质或方法会对运动员的健康造成实际或潜在的危害。

（3）WADA 确定，使用该物质或方法违背了《条例》导言所述的体育精神。

如果 WADA 确定，医学或其他科学证据、药理作用或经验表明该物质或方法具有掩蔽使用其他禁用物质或禁用方法的可能性，则该物质或方法也应当被列入《禁用清单》。

3. 主要内容

按照适用场景，《禁用清单》中的物质和方法，有的是仅赛内禁用，赛外不禁用，赛内原则上是指从运动员计划参赛的前一天 23:59 开始，直至该比赛和与之有关样本采集程序结束为止的一段时间，除非 WADA 为某一特定运动项目批准了不同的时间段；有的是所有场合禁用，即赛内和赛外均禁用；还有的是特殊项目禁用，即该类物质只在特殊的运动项目中是禁用的，而在其他项目里是不禁用的。

《禁用清单》从以上 3 个部分的禁用物质和方法中划出一部分特定物质和方法。特定物质和方法容易引起非故意违规，如其中有的属于通用医疗产品。只要运动员能够证明使用这些物质的目的不是提高运动成绩，涉及这类物质的违规行为可从轻处罚。《禁用清单》上列出的蛋白同化制剂（S1）、肽类激素、生长因子、相关物质和模拟物（S2），激活素受体ⅡB活化抑制剂类（S4.3），代谢调节剂（S4.4），非特定刺激剂（S6.A），以及绝大多数禁用方法（M1、M2.1、M3）属于非特定物质 / 方法，此外是特定物质或方法。特定物质和特定方法不应当视为没有其他兴奋剂物质或方法重要或危险。相反，这些物质和方法更容易被运动员服用或使用，用于提高运动能力以外的其他目的。

滥用物质指经常在体育运动以外的社会环境中被滥用的物质，如毒品。下列物质被指定为滥用物质：可卡因，二醋吗啡（海洛因），N- 甲基亚甲二氧基苯丙胺［MDMA/ 亚甲基二氧甲基苯丙胺（摇头丸主要成分）］，四氢大麻酚（THC）。

二、中国反兴奋剂规则体系

为了遵循国际反兴奋剂规则的规范化、一致化要求，各国纷纷在其法律规则层面做出应对与调适。10 年来，中国积极推进反兴奋剂斗争，坚决打击各类兴奋剂违法违规行为，兴奋剂入刑工作不断取得重大进展，形成了覆盖《刑法》《体育法》及国务院行政法规、政府部门规章、行业规则的完善的反兴奋剂规则体系，为反兴奋剂工作提供了有力的支撑。

（一）"三严方针"和总局 1 号令

为应对兴奋剂对我国体育事业健康发展的威胁，20 世纪 90 年代开始，中国的反兴奋剂斗争全面展开，开始进入一个新的历史阶段。1989 年，国家体委正式提出对兴奋剂问题要实行"严令禁止、严格检查、严肃处理"的"三严方针"。"三严方针"针对事前、事中、事后 3 个阶段，对反兴奋剂工作提出了"严"的要求，具体内涵包括：一是严格禁止在体育运动中使用兴奋剂；二是在体育比赛、体育训练中，要按照规定对运动员进行严格的兴奋剂检查；三是凡查出使用兴奋剂者，要按照规定对运动员进行严肃处理。"三严方针"概括了中国政府和体育界对兴奋剂问题的基本立场，即使用兴奋剂损害运动员的身心健康，是一种不道德的欺骗行为；它既违背了"公平竞争"的国际准则，也违反了中国现行的有关法律。

1999 年，实行总局 1 号令，即《关于严格禁止在体育运动中使用兴奋剂行为的规定（暂行）》（于 1998 年发布）。总局 1 号令规范了对使用兴奋剂行为的处罚，加大了对兴奋剂违规人员和单位的处罚力度，明确了处罚程序，充分给予当事人申诉的权力。

（二）《体育法》

党中央、国务院历来高度重视反兴奋剂工作，坚决维护体育运动的纯洁、健康和公平竞争，禁止在体育运动中使用兴奋剂。《体育法》作为体育界的最高法，于 1995 年首次由全国人大常委会通过并实施。2009 年、2016 年，《体育法》先后两次与其他法律一起修正，仅对个别条款做了调整。2022 年，进行全面修订。

《体育法》是反兴奋剂法治的基础，它明确了严禁在体育运动中使用兴奋剂的基本态度和对兴奋剂进行严格检查的基本方针，以及使用兴奋剂的法律责任。1995 年版《体育法》是中国的第一部体育法律，当时就有且只有禁止在体育运动中使用兴奋剂的原则性规定。第四章竞技体育第三十三条规定，"在体育运动中严禁使用禁用的药物和方法。禁用药物检测机构应当对禁用的药物和方法进行严格检查"。

1. 修订

近年来，我国持续规范和加强反兴奋剂工作，已成为全球对兴奋剂问题最为重视、反兴奋剂工作成效也最为显著的国家之一。2021 年 10 月，北京冬奥会开幕前夕，《体育法》修订草案提请全国人大常委会第三十一次会议审议。草案二审稿条文由现行法律的 54 条增加到 118 条。2022 年版《体育法》进行了最新修订，于 2023 年 1 月 1 日起正式施行。新修订的《体育法》增设了第五章"反兴奋剂"专章，彰显了我国坚决做到兴奋剂问题"零出现""零容忍"的决心，填补了反兴奋剂工作在法律层面的空缺，将"零出现""零容忍"的态度上升到了法律层面，标志着我国反兴奋剂工作的法治建设进入了新阶段。

新修订的《体育法》"反兴奋剂"专章，包括从第五十三条到第六十条共八条，分别规定了反兴奋剂的原则、制度、规范、目录、机构、宣传教育、科学技术研究和国际合作。其中，既有国内、国际反兴奋剂规则的原则性规定与衔接，也有将实际工作中已经行之有效的具体制度直接上升到法律层面，立法层级显著提升。自此，有关管理体制和运行机制不断健全，检查、调查、检测、处罚、听证、教育等各个环节、各项措施不断深入，为反兴奋剂工作保驾护航。

2. "反兴奋剂"专章

《体育法》作为体育领域的基本法律，对反兴奋剂问题进行专章规定。一方面彰显了我国对于反兴奋剂的鲜明态度；另一方面也为我国反兴奋剂工作提供了基本遵循，其重要性和必要性是毋庸置疑的。

本章共八条。第五十三条是关于禁止使用兴奋剂的规定；第五十四条是关于建立健全反兴奋剂制度及反兴奋剂综合治理的规定；第五十五条是关于制定反兴奋剂规范的规定；第五十六条是关于制定、公布、动态调整兴奋剂目录的规定；

第五十七条是关于接受兴奋剂检查义务的规定；第五十八条是关于提高体育活动参与者和公众反兴奋剂意识的规定；第五十九条是关于国家鼓励开展反兴奋剂科学技术研究的规定；第六十条是关于反兴奋剂国际合作的规定。接下来逐条进行解读。

（1）第五十三条。

第五十三条 国家提倡健康文明、公平竞争的体育运动，禁止在体育运动中使用兴奋剂。

任何组织和个人不得组织、强迫、欺骗、教唆、引诱体育运动参加者在体育运动中使用兴奋剂，不得向体育运动参加者提供或者变相提供兴奋剂。

本条声明了国家提倡健康文明、公平竞争的体育运动，禁止在体育运动中使用兴奋剂，这是对国家所持立场的原则性、倡导性、号召性、宣示性的宣告。

"任何组织和个人"并不特指，常见有密切关系的组织为有关各体育组织、运动队、体育科研单位、体育行政部门、学校、医疗机构、药品生产或经营单位、体育俱乐部、社会健身活动经营单位等；常见有密切关系的个人为教练、领队、队医、官员、教师、医生、社会体育指导员等。

"提供或变相提供"包括直接或间接、有偿或无偿地交付或注射、外用、投食等。

一般认为，"体育运动参加者"涵盖的范围更为大众化，体育运动和运动员涵盖的范围更为专业化。

（2）第五十四条。

第五十四条 国家建立健全反兴奋剂制度。

县级以上人民政府体育行政部门会同卫生健康、教育、公安、工信、商务、药品监管、交通运输、海关、农业、市场监管等部门，对兴奋剂问题实施综合治理。

目前，我国的反兴奋剂制度是由国家体育总局负责并组织全国的反兴奋剂工作，国家食品药品监督管理、海关、卫生、教育等其他有关部门协同配合，中国反兴奋剂中心具体实施，北京体育大学北京兴奋剂检测实验室负责检测，地方各级政府体育行政部门和其他有关部门、全国性体育社会团体、运动员管理单位、全国综合性运动会组织机构在各自职责范围内各负其责地开展反兴奋剂工作。

由于兴奋剂问题涉及研制、生产、销售、使用、进出口等诸多环节，需要建立一种政府行政部门间有主有次、分工负责、相互配合的综合治理。县级以上地方人民政府体育行政部门指的是县、市（设区的市即地级市）、省级政府的体育行政部门和国家体育总局。WADA 前主席理查德·庞德曾说，中国反兴奋剂工作的最大特点是政府参与，多部门联合行动。

（3）第五十五条。

第五十五条　国务院体育行政部门负责制定反兴奋剂规范。

国务院体育行政部门指的是国家体育总局。

我国反兴奋剂规范是以《体育法》为龙头，以国务院行政法规《反兴奋剂条例》为核心，以国家体育总局反兴奋剂部门规章和单项体育协会反兴奋剂规则等为基础的法律与规则体系，包括国家体育总局制定的《反兴奋剂管理办法》《反兴奋剂规则》，中国反兴奋剂中心制定的《治疗用药豁免实施细则》《运动员行踪信息管理实施细则》《兴奋剂检查官管理办法》等一系列配套管理办法。

（4）第五十六条。

第五十六条　国务院体育行政部门会同国务院药品监管、卫生健康、商务、海关等部门制定、公布兴奋剂目录，并动态调整。

兴奋剂目录制定以国务院体育行政部门为牵头机关，以药品监管、卫生健康、商务部门和海关总署等为主体单位，其既有利于与国际上通行的《禁用清单》保持一致，又便于部门之间的相互协调、配合。

《2023 年兴奋剂目录公告》明确列明的禁用物质共 7 类 375 种，分别是：蛋白同化制剂品种（92 种）、肽类激素品种（68 种）、麻醉药品品种（14 种）、刺激剂（含精神药品）品种（80 种）、药品类易制毒化学品品种（3 种）、医疗用毒性药品品种（1 种，士的宁）、其他品种（117 种）；禁用方法主要包括 3 种：篡改血液和血液成分，化学和物理篡改，基因和细胞兴奋剂。

（5）第五十七条。

第五十七条　国家设立反兴奋剂机构。反兴奋剂机构及其检查人员依照法定程序开展检查，有关单位和人员应当予以配合，任何单位和个人不得干涉。

反兴奋剂机构依法公开反兴奋剂信息，并接受社会监督。

反兴奋剂机构由国家设立。为避免商业化影响，反兴奋剂工作不宜在市场的作用下由社会组织开展，应当在国家的监管下进行。在国外，强化政府管理，建立独立的反兴奋剂机构，以立法的方式确保反兴奋剂机构的权威性，权力分立、相互制衡等，已日渐成为反兴奋剂管理体制的特点。

中国拥有独立的国家反兴奋剂机构，即中国反兴奋剂中心，负责组织与开展兴奋剂检查与检测（检测实验室已划转北京体育大学）、反兴奋剂科学研究和宣传教育工作。目前，我国已经在国家层面设立了中国反兴奋剂中心；36 个夏奥项目国家运动项目管理单位和冬运中心各冬季项目协会已成立专门的反兴奋剂部门，实现了项目全覆盖；31 个省（区、市）均已成立了省级反兴奋剂机构。截至2022 年底，全国有国家运动项目管理单位反兴奋剂工作团队 34 个、省级反兴奋剂工作团队 31 个，共有专兼职反兴奋剂工作人员 3219 人，上至国家队下到省级运动队直至体校层面开展反兴奋剂工作全链条管理，形成一套系统化、制度化、常态化、专业化的反兴奋剂组织体系。

兴奋剂检查是一项专业性较强的工作，需要由特定人员进行。兴奋剂检查管理部门对兴奋剂检查工作人员的资格证书实行年度考核认证，不合格者将被取消从事兴奋剂检查工作的资格。兴奋剂检查实施能否成功，检查对象是否能够接受检查是至关重要的。运动员必须接受兴奋剂检查，主要是基于运动员是特殊人群，"不得使用兴奋剂"是其行业内的义务。所有的运动员，无论是否注册，只要参加兴奋剂检查规则规定的比赛，就要接受赛内检查；而赛外检查的对象，一般仅限于注册运动员。

中国反兴奋剂中心定期公布反兴奋剂处理情况。公布的内容有被处罚者、单位、时间、禁用物质或方法、禁赛期等。信息公开不仅有利于对反兴奋剂机构进行监督，而且有利于媒体和社会公众对兴奋剂违规者进行监督。

（6）第五十八条。

第五十八条 县级以上人民政府体育行政部门组织开展反兴奋剂宣传、教育工作，提高体育活动参与者和公众的反兴奋剂意识。

宣传、教育工作是实现兴奋剂"零出现"的关键环节。"上医治未病"，反兴奋剂的宣传教育工作，是实现从"不敢用"到"不想用"的关键一招。反兴奋剂宣传、教育、警示，既有助于体育活动参与者和公众形成良好的人生观价值观，又有利于形成不敢服用兴奋剂的震慑。

我国在长期的反兴奋剂工作中，形成了较为完善的反兴奋剂教育预防体系，建立了严格的反兴奋剂教育参赛资格准入机制，将其作为运动员获得参赛资格的前提条件，走在了世界前列。新修订的《体育法》，从法律上确认了宣传教育工作在反兴奋剂工作中的重要地位。

（7）第五十九条。

第五十九条 国家鼓励开展反兴奋剂科学技术研究，推广先进的反兴奋剂技术、设备和方法。

我国一直对反兴奋剂科研非常重视，是世界上较少拥有专门兴奋剂检测中心与高水平检测实验室的国家，在 WADA 的评审中获得较高评价。

北京 2022 年冬奥会和冬残奥会兴奋剂检查站内实施的干血点是中国反兴奋剂科技创新的成果。在北京冬奥组委和中国反兴奋剂中心的通力合作下，由我国自主研发的干血点器材"贝壳"亮相，自此，北京 2022 年冬奥会成为首个开展干血点常规检查检测的奥运会，中国成为首个在奥运会正式实施干血点检查和检测的国家。

（8）第六十条。

第六十条 国家根据缔结或者参加的有关国际条约，开展反兴奋剂国际合作，履行反兴奋剂国际义务。

中国是亚洲第一个、世界第十八个签署联合国教科文组织《反对在体育运动中使用兴奋剂国际公约》的国家。中国也是《条例》的签约方，与世界反兴奋剂组织、国际奥委会、国际单项体育组织等保持着良好的反兴奋剂合作关系。新修订的《体育法》以法律形式再次确认了我国积极参与反兴奋剂国际合作的决心，落实了《条例》第 22 条所期望实现的"政府的参与"。

（三）《反兴奋剂条例》《兴奋剂目录公告》《反兴奋剂管理办法》《反兴奋剂规则》

为形成较为完善的中国特色反兴奋剂法规体系，中国反兴奋剂斗争与国际接轨，走上了规范化、法治化道路。

2004 年，国务院颁布实施《反兴奋剂条例》，并于 2011 年、2014 年、2018 年进行了 3 次修订。《反兴奋剂条例》明确了对反兴奋剂工作实行多个部门综合治理。国务院体育行政部门负责并组织全国的反兴奋剂工作；县级以上人民政府食品药品监督管理、卫生、教育等有关部门，在各自职责范围内依照本条例和有关法律、行政法规的规定负责反兴奋剂工作。

《反兴奋剂条例》重点加强了对兴奋剂生产、销售和进出口环节的管理，特别是加强了对蛋白同化制剂和肽类激素的管控，从源头加强管理。《反兴奋剂条例》是反兴奋剂法治的核心，明确了国家提倡健康、文明的体育运动。中国成为世界上少数几个发布实施专门的反对使用兴奋剂法律法规的国家之一，旗帜鲜明地表明了我国政府关爱国民健康的态度，更彰显我国政府是一个负责任政府的良好形象。

《反兴奋剂条例》发布后不久，国家体育总局、海关总署、国家食品药品监督管理局、商务部、卫生部等联合发布《2004年兴奋剂目录公告》，其基本每年更新一次。相关部门陆续下发一系列含禁用物质药品的生产、销售、进出口管理规定和配套办法。这一系列政策法规的发布，极大加强了我国对兴奋剂的管制，为我国反兴奋剂工作提供了充分的法律依据和有力的司法保障。

2014年，国家体育总局公布《反兴奋剂管理办法》，该办法自2015年1月1日起施行，并于2021年进行了第一次修订。《反兴奋剂管理办法》明确了国家和地方各级体育行政部门、国家反兴奋剂机构、体育社会团体、运动员管理单位在反兴奋剂工作中的职责、权限和分工。《反兴奋剂管理办法》和配套文件《体育运动中兴奋剂管制通则》对反兴奋剂工作的各个主要方面均进行了详细规定，并对有关反兴奋剂的法律关系进行了明确规范，是中国反兴奋剂立法工作的重要组成部分。

为适应国内外反兴奋剂斗争形势，并符合2021年1月1日正式实施的新版《条例》，根据国家体育总局的要求，中国反兴奋剂中心对《体育运动中兴奋剂管制通则》（体规字〔2018〕4号）进行了全面修订，并整合了《兴奋剂违规听证规则》（体规字〔2018〕5号）、《运动员行踪信息管理规定》（体反兴奋剂字〔2016〕88号）、《运动员治疗用药豁免管理办法》（体反兴奋剂字〔2018〕208号）的相关内容，形成了更为系统的《反兴奋剂规则》。该规范性文件将作为与《反兴奋剂管理办法》配套的，规范反兴奋剂工作具体实施的技术性、操作性规则。

（四）兴奋剂入刑

在同兴奋剂的斗争中，仅仅依靠行政处罚、行业自律具有局限性。以禁赛等纪律处罚手段规制运动员使用兴奋剂的行为是有效的，但对教练员等相关人员的违规行为，体育组织的处罚无法产生真正的震慑力。从保护公共健康的角度来说，非法提供包括兴奋剂在内的违禁药物的行为也严重威胁着公众。因此，对这一行为实施一定的刑事处罚是非常必要的。

很多时候，使用兴奋剂并非来自运动员的主观意愿。国际反兴奋剂界普遍认为，运动员兴奋剂违规往往与辅助人员密切相关。《条例》指出，"参与对运动员使用兴奋剂或包庇使用兴奋剂的人员，应当受到比兴奋剂检查结果呈阳性的运动员更为严厉的处罚。由于体育组织的权力通常仅限于取消资格认证、会员资格和其他体育收益，因此向运动员主管部门通报辅助人员是遏制使用兴奋剂的重要措施"。兴奋剂入刑正体现了这一精神。

1.《兴奋剂刑事案件司法解释》

为解决《刑法》适用过程中的问题，最高人民法院于 2019 年 11 月 18 日颁布了《最高人民法院关于审理走私、非法经营、非法使用兴奋剂刑事案件适用法律若干问题的解释》，并已于 2020 年 1 月 1 日实施。这是兴奋剂入刑的第一步，也是至关重要的一步。

该司法解释规定，对于走私兴奋剂，非法生产、销售兴奋剂，在食品、营养品中非法添加兴奋剂，组织、强迫、欺骗、教唆未成年人、残疾人使用兴奋剂，在国家考试中组织使用兴奋剂，在反兴奋剂工作中滥用职权、玩忽职守等行为，情节严重的，可以依照走私罪，非法经营罪，生产、销售有毒有害食品罪，虐待罪，组织考试作弊罪和滥用职权、玩忽职守罪等现行刑法罪名追究刑事责任。

2. 妨害兴奋剂管理罪

2020 年 12 月 26 日，全国人民代表大会常务委员会审议通过《中华人民共和国刑法修正案（十一）》，增设了与兴奋剂有关的罪名，2021 年将其定名为妨害兴奋剂管理罪。涉兴奋剂违法行为正式"入刑"，代表着中国反兴奋剂斗争迈出历史性一步。

引诱、教唆、欺骗运动员使用兴奋剂参加国内、国际重大体育竞赛，或明知运动员参加上述竞赛而向其提供兴奋剂，情节严重的，处三年以下有期徒刑或者拘役，并处罚金。

组织、强迫运动员使用兴奋剂参加国内、国际重大体育竞赛的，依照前款的规定从重处罚。

——《刑法》第三百五十五条增加"妨害兴奋剂管理罪"

这是《刑法》第一次增设与使用与兴奋剂直接相关的罪名。兴奋剂入刑将对意图使用兴奋剂的人产生极大的震慑作用，但这一规定并非针对运动员，而是对准运动员背后的黑手。时任中国反兴奋剂中心主任的陈志宇同志说："我们一直主张，推动兴奋剂入刑不是要追究那些使用兴奋剂运动员的刑事责任，而是要着重惩处走私、非法生产、销售兴奋剂和组织、强迫、欺骗、教唆运动员使用兴奋剂等违法活动，坚决打击运动员背后的违法主体。"

反兴奋剂斗争的长期性、艰巨性和复杂性，决定了及时修改法律法规应成为常态。针对反兴奋剂工作，我国上有《刑法》和《体育法》，中有国务院行政法规，下有部门规章，已经建立了较为完善的多层次法律法规体系。我国还加入和签署了《反对在体育运动中使用兴奋剂国际公约》，严格遵照《条例》，承诺对WADA规则的认可，及时同国际规则接轨。

为世界反兴奋剂工作贡献中国智慧、中国方案

2023年9月20日至22日，由WADA和体育总局主办的WADA执委会在上海成功举办，与会人员还观摩了杭州亚运会开幕式，参加了中国反兴奋剂中心举办的第三届国际反兴奋剂研讨会。

李颖川介绍，在杭期间，WADA主席班卡表示，习近平总书记高度重视反兴奋剂工作，是对全球反兴奋剂工作强有力的支持。中国反兴奋剂治理体系走在世界前列，中国反兴奋剂工作是世界的楷模。WADA高层在华期间，还与我方探讨了未来在反兴奋剂科研、教育、国际会议等多领域的合作事宜。由中国反兴奋剂中心与亚组委负责实施的亚运会兴奋剂检查和教育工作也得到WADA同行的高度评价。

李颖川表示，中国做好自己的反兴奋剂工作，弘扬"拿干净金牌"的精神，坚决做到兴奋剂问题"零出现""零容忍"是对世界反兴奋剂工作的重要贡献。中国体育代表团将充分汲取杭州亚运会兴奋剂问题"零出现"的成功经验，全力推进"干净的国家队生态体系"建设，为实现巴黎奥运会等重大国际赛事兴奋剂

问题"零出现"打下坚实基础。

资料来源：林剑．全力推进"干净的国家队反兴奋剂生态体系"建设［N］．中国体育报，2023-10-06（1）．

【案例分析】

第三届国际反兴奋剂工作专业研讨会于 2023 年 9 月 24 日至 25 日在浙江杭州召开，围绕"国家反兴奋剂机构合规性""国家反兴奋剂机构发展和能力建设""国家反兴奋剂机构支持大型赛事举办"等主题展开深入交流，明确了国家反兴奋剂机构治理的重要方向和具体路径。例如，WADA 分享了治理改革历程和战略规划，为各国家机构提供了参考；中国反兴奋剂中心介绍了自身在治理体系和能力建设方面的探索实践，包括组织体系建设、立法、教育、检查等多个领域的经验和挑战。

在规则体系上，会议再一次强调了统一的标准和规范。WADA 对各个签约方制定了同等标准，并通过了研讨会的交流和讨论，有助于确保反兴奋剂工作在全球范围内的一致性和规范性，提高反兴奋剂工作的质量和效果。

本次会议向世界展示了中国在反兴奋剂工作方面的积极探索和成功经验，包括在组织体系建设、立法、教育、检查等方面的成果，提升了中国在反兴奋剂领域的国际影响力和话语权。通过与国际同行的交流，中国反兴奋剂机构可以学习借鉴其他国家的先进经验和做法，进一步改进和完善国内的反兴奋剂工作，推进中国反兴奋剂工作的高质量发展。

对于举办大型体育赛事的国家和地区来说，反兴奋剂工作的有效开展是树立良好形象的重要因素。本次研讨会在杭州亚运会期间召开，也为亚运会的反兴奋剂工作提供了有力的支持，有助于提升亚运会的赛事品质和国际形象。

思考题

1. 浅谈我国竞技体育的反兴奋剂管理体系。
2. 浅谈我国竞技体育的反兴奋剂规则体系。
3. 与国际相比，我国反兴奋剂管理体系与规则体系有何特色？
4. 在我国，运动员服用兴奋剂触犯《刑法》吗？请简述兴奋剂入刑的意义。

第三章
兴奋剂管制

兴奋剂检查　　兴奋剂违规　　兴奋剂违规　　兴奋剂检查
　　　　　　　行为一　　　　行为二　　　　结果管理

　　随着巴黎 2024 年奥运会的落幕，兴奋剂管制的重要性再次成为全球关注的焦点。兴奋剂问题不仅威胁比赛的公正性，还严重危害运动员的健康和职业生涯，因此严格执行兴奋剂管制十分紧迫。在现代体育中，兴奋剂管制不仅是一项技术性措施，还是维护体育精神和道德底线的关键所在。本章介绍了兴奋剂管制的基本概念和主要环节，阐述了兴奋剂检查与调查的实施过程，介绍了运动员行踪信息管理的机制，分析了兴奋剂违规行为及相应的处罚措施。

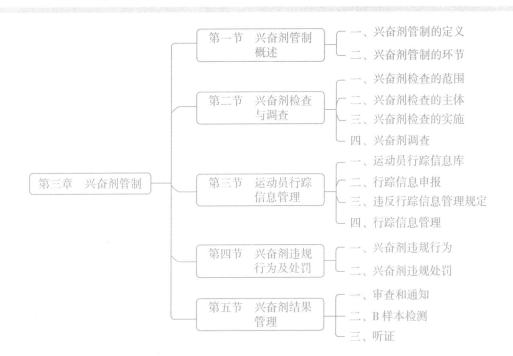

第一节　兴奋剂管制概述

一、兴奋剂管制的定义

兴奋剂管制指从制订检查计划到兴奋剂违规争议解决的全部步骤和过程，包括但不限于中间阶段的全部步骤和过程，如检查、调查、行踪信息管理、样本采集和处理、实验室检测、结果管理，以及与违反条款禁赛期或临时停赛期的身份有关的调查和程序。为了规范我国体育运动中的兴奋剂管制活动，参照《条例》及有关的国际标准，2014 年 11 月 17 日国家体育总局颁布了《体育运动中兴奋剂管制通则》，将其作为我国《反兴奋剂管理办法》的配套规范性文件。该通则规定，我国的兴奋剂管制有关活动由反兴奋剂组织［包括中国奥委会、中国残奥委会、国家和省（区、市）反兴奋剂机构、全国性和省级体育社会团体、赛事组织机构、其他体育社会团体和组织］启动或实施。

二、兴奋剂管制的环节

如图 3-1 所示，兴奋剂管制主要包括检查、检测、调查、治疗用药豁免、结果管理、听证、处罚和争议解决 8 个环节。其中，兴奋剂检查的基本程序包括通知运动员、运动员候检、样本采集及样本传送。样本检测应符合以下原则：使用获得 WADA 认可和批准的实验室；明确样本检测目的；用于样本研究；符合样本检测和报告的标准；进行样本进一步检测等。而兴奋剂调查既包括对生产、交易、使用兴奋剂等违法行为的调查，也包括对兴奋剂违规的原因、禁用物质和方法的来源、相关人员和单位责任等具体情况的调查，是与宣传教育、检查、检测并列的重要工作手段。

在兴奋剂管制过程中，运动员如果因为治疗目的确需使用《禁用清单》中规定的禁用物质或方法时，可依照《运动员治疗用药豁免管理办法》的规定提出申请，获得批准后予以使用。对于涉嫌兴奋剂违规者有结果管理权的主体，可对其实施审查、通知、临时停赛、听证等一系列管理行为。如果涉嫌兴奋剂违规的当事人和相关方对中国反兴奋剂中心认定的兴奋剂违规事实和理由、判定依据及有关事宜有异议，可以书面提出申诉，并有一次说明、解释和为自己辩护的听证机

检查
兴奋剂检查是兴奋剂管制过程的组成部分，包括兴奋剂检查计划制订、样本采集、样本收存、将样本运送至实验室

01

检测
样本检测应符合以下原则：使用获得 WADA 认可和批准的实验室样本；明确样本检测目的；用于样本研究；符合检测和报告的标准；进行样本进一步检测

02

调查
调查既包括对生产、交易、使用兴奋剂等违法行为的调查，也包括对兴奋剂违规的原因、禁用物质和方法的来源、相关人员和单位责任等具体情况的调查

03

治疗用药豁免
在兴奋剂管制过程中，运动员如果因为治疗目的确需使用《禁用清单》中规定的禁用物质或方法时，可依照《运动员治疗用药豁免管理办法》的规定提出申请，获得批准后予以使用

04

结果管理
结果管理是指具有结果管理权的主体对涉嫌兴奋剂违规者实施的审查、通知、临时停赛、听证等一系列管理行为

05

听证
听证是法庭或其他决策机构作出决定之前，给涉嫌兴奋剂违规的运动员、教练员和相关单位一次说明、解释和为自己辩护的机会。听证应当遵循公平、公正和效率原则，维护当事人的合法权益

06

处罚
发生兴奋剂违规的运动员及其相关人员和单位都要受到处罚

07

争议解决
依照《体育运动中兴奋剂管制通则》做出的决定，可以申请裁决

08

图 3-1　兴奋剂管制 8 个环节

会。发生兴奋剂违规的运动员及其相关人员和单位都要受到处罚。运动员及其相关人员和单位，可以通过积极配合调查，主动承认自己的违规，或者揭发他人的兴奋剂违规，来争取减轻或免除处罚。

依照《体育运动中兴奋剂管制通则》做出的以下决定，可以申请裁决。

（1）是否构成兴奋剂违规的决定；

（2）对兴奋剂违规的处理决定；

（3）导致结果管理或处罚程序无法进行，或者超过法定期限未对兴奋剂违规做出处理的决定；

（4）反兴奋剂组织做出的不将阳性检测结果或非典型性结果按照违规处理的决定，或者进行调查后不予追究违规的决定；

（5）临时停赛的有关决定；

（6）治疗用药豁免的有关决定；

（7）是否减少禁赛期的决定；

（8）其他依照有关规定可以申请裁决的决定。

第二节　兴奋剂检查与调查

兴奋剂检查包括列入国家年度兴奋剂检查计划的检查；经国家反兴奋剂机构批准或者同意的委托检查；国家体育总局指定或者授权开展的其他检查。国家反兴奋剂机构负责确定兴奋剂检查程序和标准，管理兴奋剂检查工作人员，组织实施兴奋剂检查，指导和监督委托兴奋剂检查开展等各项工作。

反兴奋剂组织，即启动或实施兴奋剂管制有关活动的组织。该组织应当基于对运动项目的风险评估，合理考虑运动项目、运动员类别、检查类别、样本采集类型、检测类型之间的优先关系，制定和实施合理、有效、灵活、有针对性的检查计划。

一、兴奋剂检查的范围

按实施时间分类，兴奋剂检查可分为赛内检查和赛外检查两大类；按照收集样本的类型分类，兴奋剂检查包括血样检查、尿样检查及呼吸气体检查。

国家反兴奋剂机构有权对所有下列运动员实施赛内和赛外兴奋剂检查。

（1）具有中国国籍的；

（2）居住在中国的；

（3）持有中国证件的；

（4）属于中国各级各类体育组织成员的；

（5）在中国境内的。

二、兴奋剂检查的主体

兴奋剂检查的主体如图 3-2 所示。国家反兴奋剂机构对拥有该国国籍、居住在该国、持有该国证件、属于该国体育组织成员的运动员，或者在该国境内的所有运动员，均有实施赛内和赛外检查的权力。国际单项体育联合会对遵守其规则的所有运动员，包括参加国际赛事或参加遵照国际单项体育联合会规则管理的赛事，或持有国际单项体育联合会或其成员协会证件的运动员，或作为其会员的所有运动员，均有实施赛内和赛外检查的权力。重大赛事组织机构包括国际奥委会和国际残奥委会，不仅对其赛事均有实施赛内检查的权力，也对任何参加其未来赛事或受到未来重大赛事组织机构管辖的运动员，均有实施赛外检查的权力。世界反兴奋剂机构有实施赛内和赛外检查的权力。各兴奋剂检查主体可以检查其管辖的任何未退役的运动员，包括处于禁赛期的运动员。

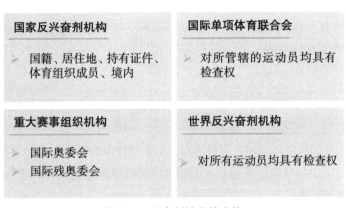

图 3-2　兴奋剂检查的主体

　　我国国务院体育主管部门负责制定兴奋剂检查规则和年度兴奋剂检查计划，并组织实施。列入国务院体育主管部门年度兴奋剂检查计划的检查由国家反兴奋剂机构组织实施。经国家反兴奋剂机构同意，其他反兴奋剂组织可以委托国家反兴奋剂机构实施检查。国家反兴奋剂机构可以授权其他反兴奋剂组织实施检查。任何单位和个人不得组织未经国家体育总局、国家反兴奋剂机构或者其授权部门批准的兴奋剂检查。

三、兴奋剂检查的实施

（一）兴奋剂检查工作人员实施兴奋剂检查

　　有检查权的反兴奋剂组织可以随时随地对未退役运动员，包括处于禁赛期的运动员实施兴奋剂检查。挑选运动员接受兴奋剂检查一般通过随机抽取、事先确定标准、目标检查 3 种途径。实施兴奋剂检查，应当有 2 名以上兴奋剂检查工作人员参加。检查工作人员按照兴奋剂检查规则履行兴奋剂检查职责时，应当出示兴奋剂检查证件。向运动员采集受检样本时，还应当出示按照兴奋剂检查规则签发的一次性兴奋剂检查授权书。兴奋剂检查工作人员履行兴奋剂检查职责时，有权进入体育训练场所、体育竞赛场所和运动员驻地。有关单位和人员应当对兴奋剂检查工作人员履行兴奋剂检查职责予以配合，不得拒绝、阻挠。

兴奋剂检查依照检查的程序和标准及其他有关规定组织实施，委托和授权实施的检查还应当依照委托兴奋剂检查的有关规定执行。中国国家反兴奋剂机构依照有关规定，对兴奋剂检查工作人员实施招募、培训、资质认证、派遣、监督、考核、奖惩等方面的管理。

（二）运动员接受兴奋剂检查

运动员有随时随地接受兴奋剂检查的义务。因此，无论是在赛内还是赛外，运动员在接到兴奋剂检查通知后，应要求检查人员出示身份证件和兴奋剂检查授权书，确认无误后，应在兴奋剂检查通知单上签名，并按要求在规定的时间内抵达指定地点，接受兴奋剂检查。运动员因参加颁奖仪式、新闻发布会、接受媒体采访，进行比赛、放松、训练，接受必要的医务治疗，或其他合理的活动可延迟报到。18岁以下运动员必须由一名成人陪同进入检查站。运动员需提供带照片的身份证明，可以饮用自带的饮料，但须对自己饮用的饮料负责。

兴奋剂检查注意事项如图3-3所示，运动员在挑选尿杯前应先洗手，其有权挑选一套独立密封的尿杯，并确认其完好无损。在整个收样过程中，尿杯由运动员本人保管。只有运动员本人和同性别的监督排尿检查人员能够进入卫生间，留样时，运动员必须将衣物褪至胸以上，膝盖以下，同时手腕至肘部也必须裸露，以便检查人员确认收集的尿样是运动员本人的。

运动员在接受兴奋剂尿样检查时，需提供不少于90毫升的尿样（EPO检查不少于130毫升）。如果不够，需启动部分尿样程序。密封好部分尿样，兴奋剂检查人员在记录单上注明部分样品编号和密封时间，并将密封好的部分样品保存在带锁的冰箱内。如果是赛外检查，收样地点不具备条件时，则由检查人员和运动员共同看管尿样。再次留样时，要开启一套新的尿杯，并与第一次的尿样混合，直到尿量足够。

运动员可以挑选一套独立密封的样品瓶，确认样品瓶的完整、干净，并核对确认瓶盖、瓶身和包装盒上的编码相同。随后，运动员本人根据兴奋剂检查人员的指令，将尿样倒入样品瓶。应先将尿样倒入"B"瓶直至规定量，再将剩余的倒入"A"瓶。由运动员本人封存"A"瓶和"B"瓶。陪同人员和检查人员协助确认样品瓶封存完好，并填写兴奋剂检查单。

填写兴奋剂检查单时，运动员应如实、完整地提供本人的真实个人信息，以免因提供虚假信息涉嫌篡改兴奋剂管制环节。运动员还应将其近期（7天内）使用的所有营养品和药物的信息，包括处方药和非处方药，填写在兴奋剂检查单中。如果运动员具有治疗用药豁免资格，应在接受兴奋剂检查时，向兴奋剂检查人员出示《治疗用药豁免批准书》，并在兴奋剂检查单上填写获准使用的禁用物质或方法及《治疗用药豁免批准书》编号。运动员可以对整个检查过程发表意见，并将意见填写在兴奋剂检查单的"备注"栏。运动员应确认与本人有关的所有信息，尤其是姓名、证件号码及瓶号，确认信息正确无误后，应在兴奋剂检查单上签名，并保留副本。

所有样品应被送交经WADA认证的兴奋剂检测实验室，由实验室按照国际标准进行检测。"A"瓶样本被用以分析是否存在违禁药物，"B"瓶保存在实验室，以备需要时确认阳性结果。实验室需向相关反兴奋剂组织和WADA报告所有检测结果。

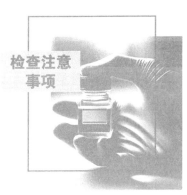

检查注意事项

- 洗手，佩戴手套
- 确认器材完好
- 遵循排尿要求
- 核对样品编号
- 本人完成密封
- 确认信息无误
- 抽血前静坐（最多抽血3次）
- 隐去个人信息

图 3-3　兴奋剂检查注意事项

四、兴奋剂调查

国家体育总局、地方各级人民政府体育主管部门、国家反兴奋剂机构、全国性体育社会团体、国家运动项目管理单位、运动员管理单位等反兴奋剂组织有权依据法律法规和《反兴奋剂管理办法》，对阳性检测结果、非典型性检测结果、生物护照阳性结果和其他可能存在的涉嫌兴奋剂违规的行为开展调查。反兴奋剂组织在开展调查时，可以寻求检测实验室或其他有关单位的技术支持。

运动员样本检测结果阳性的，运动员管理单位应当首先开展调查，提供有关证据；涉及省级或省级以下运动队的，有关省级反兴奋剂机构应当参与、指导和监督调查。运动员本人及有关人员应当配合调查，解释说明阳性的原因。国家反兴奋剂机构审核证据，给予必要的指导和帮助，若认为有必要开展调查的，可以直接开展调查。兴奋剂检查过程中，若发现当事人涉嫌兴奋剂违规，国家反兴奋剂机构及其他实施检查的反兴奋剂组织应当开展调查、收集证据，确认兴奋剂违规是否成立。同时，运动员及其管理单位应当配合调查。期间，国家反兴奋剂机构也可以授权省级反兴奋剂机构开展调查。

以案为鉴一

某运动员在全国性运动会的尿检中被查到氢氯噻嗪阳性。在调查过程中，其所在的省运动管理中心因为一时难以查明兴奋剂阳性的原因，于是调查人员与被调查对象互相串通，共同编造了"运动员喝过家人水杯里的水，水里有含氢氯噻嗪的降压药"的谎言，并且伪造证据，企图蒙混过关，减轻责任。

处罚：直接参与伪造证据的运动员所在运动队管理人员及有关科研人员被禁赛 4 年，负担 20 例兴奋剂检测费用（2 万元）；省运动管理中心及体科所负责人由于管理不到位被禁赛 2 年，负担 20 例兴奋剂检测费用（2 万元）；运动员及其教练员追加禁赛 1 年（累计 3 年），负担 10 例兴奋剂检测费用（1 万元）；省运动项目协会被警告，负担 40 例兴奋剂检测费用（4 万元）。

【案例分析】

《反兴奋剂规则》规定，"运动员应当确保没有禁用物质进入自己体内，并对其样本中发现的禁用物质或其代谢物或标记物承担责任"。因此，在兴奋剂阳性事件调查过程中，误服、误用的理由均不成立。

《反兴奋剂规则》第十四条规定，"当事人篡改或企图篡改兴奋剂管制过程中任何环节的，构成兴奋剂违规"。在本案中，运动员被检测出氢氯噻嗪阳性。由于难以查明阳性原因，省运动管理中心的调查人员与运动员串通，编造虚假说法并伪造证据的行为就属于企图篡改兴奋剂管制过程中的调查环节，严重违反了反兴奋剂规定。

兴奋剂违规处罚措施不仅针对运动员个人的违规行为，还包括对管理人员和管理单位的责任追究，旨在强化反兴奋剂的整体管理和责任落实。除了运动员要接受处罚，教练员、直接参与伪造证据的人员、疏于管理的管理人员，以及未能有效履行管理和监督职责的项目管理单位，都要受到不同程度的处罚。

该违规案例提醒我们，兴奋剂调查、检查与检测是发现和处理兴奋剂违规行为的关键环节。因此，反兴奋剂中心不断加强情报收集和调查工作，确保违规行为不被遗漏。同时，运动员及与其有关的人员必须严格遵守反兴奋剂相关规定，积极配合兴奋剂检查和调查工作。在对兴奋剂问题的调查中，必须坚持实事求是的原则，绝对不能弄虚作假。任何向反兴奋剂组织提供虚假信息、故意干扰兴奋剂检查、破坏样本完整性或妨害证人作证的行为，都将被视为故意违规，并面临严厉处罚。只有各方共同严格遵守规则，保证反兴奋剂工作的透明和公正，才能维护体育竞赛的公平性和纯洁性。

第三节 运动员行踪信息管理

为了更好地开展兴奋剂管制工作，被列入运动员行踪信息库的运动员应当依照运动员行踪信息管理有关规定，准确、及时地提供行踪信息。

一、运动员行踪信息库

运动员行踪信息库包括注册检查库、检查库和其他运动员行踪信息库（图3-4）。注册检查库是指反兴奋剂

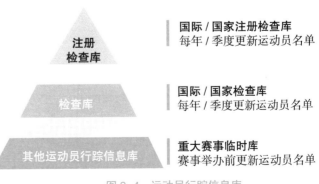

图 3-4　运动员行踪信息库

中心制定的以最高优先级别进行监管的国际/国家级运动员名单。检查库是指反兴奋剂中心制定的以优先级别进行监管的国际/国家级运动员名单。其他运动员行踪信息库是指反兴奋剂中心制定的需要进行监管但未被列入注册检查库和检查库的运动员名单。

国际单项体育组织、中国反兴奋剂中心官网（http://www.chinada.cn）会定期公布注册检查库和检查库，并通知运动员或其管理单位。新的注册检查库和检查库公布前，原注册检查库和检查库一直有效。其他运动员行踪信息库将视实际工作需要制定和公布，有效期以相关文件通知为准。

被列入运动员行踪信息库的运动员如变更注册单位，原注册单位和现注册单位均应书面通知国家反兴奋剂中心。如双方对运动员变更注册单位未达成一致意见，则以运动员所属国家单项体育协会确认的注册单位为准。该运动员在注册单位变更期间及新单位完成注册后，均应持续申报行踪信息。

二、行踪信息申报

运动员应当通过反兴奋剂管理系统（Anti-Doping Administration & Management System，ADAMS；https://adams.wada-ama.org）或相应的手机应用程序（athlete central），准确、及时地申报行踪信息（表3-1），并确保兴奋剂检查人员可以找到并进入申报的行踪信息所指明的地点，以使自己能够在该地点接受兴奋剂检查。

表3-1 运动员行踪信息申报内容

行踪申报内容	注册检查库	检查库
常规训练	√	√
过夜住址	√	√
比赛	√	
旅途 建议检查时间（1小时）	√	

当行踪信息将要发生变更时，运动员应在变更发生前申报变更后的行踪信息。运动员行踪信息库中处于禁赛期的运动员，仍须按规定要求申报行踪信息。运动员如同时被列入反兴奋剂中心和国际单项体育联合会的注册检查

库或检查库，则应按照行踪信息申报要求较高的行踪信息库的规定申报行踪信息。

中国反兴奋剂中心规定运动员按季度提前申报行踪信息，即第一季度（1月1日至3月31日）于上一年的12月31日前提交；第二季度（4月1日至6月30日）于当年3月31日前提交；第三季度（7月1日至9月30日）于当年6月30日前提交；第四季度（10月1日至12月31日）于当年9月30日前提交。提交后的行踪信息，如有变化，可随时更改。当国际组织和反兴奋剂中心要求不一致时，应以更早的申报时间为准。例如，如果国际自行车联合会要求运动员于上一年的11月30日前提交第一季度行踪信息，那么列入我国注册检查库的自行车运动员就应按国际自行车联合会的要求，凭借国际自行车联合会/反兴奋剂中心申请的账号，及时登录 ADAMS 系统填报信息（图3-5）。

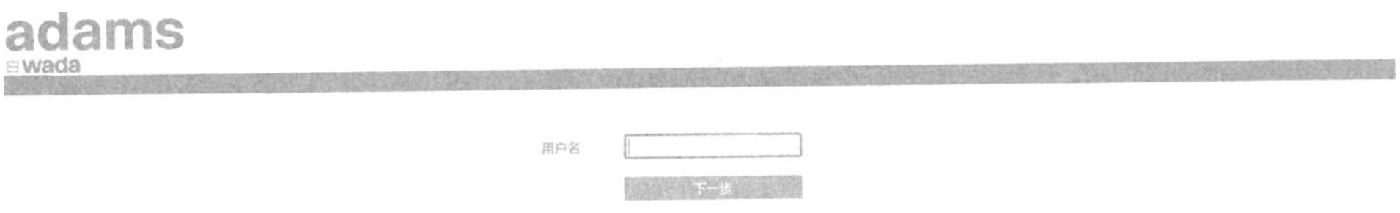

图 3-5　反兴奋剂管理系统界面

（一）注册检查库运动员行踪信息申报

注册检查库运动员申报行踪信息应包括以下内容：运动员每天的住宿地址；运动员每天从事规律性活动的具体地址及时间安排；运动员的比赛日程；运动员每天5时至23时可接受检查的任意60分钟建议检查时间及特定检查地点；休假、旅途的详细信息。其中，被列入国际单项体育联合会注册检查库的运动员参加该联合会举办的赛事，且该国际单项体育联合会允许运动员在比赛期间不申报每天60分钟建议检查时间的，则运动员在比赛期间可以不申报。

新被列入注册检查库和检查库的运动员应于名单下发后10个工作日内申报当前季度行踪信息，并于每季度最后一日之前申报下一季度行踪信息。

（二）检查库运动员行踪信息申报

检查库运动员申报行踪信息应包括以下内容：运动员每天的住宿地址；运动员每天从事规律性活动的具体地址及时间安排；运动员的比赛日程。

（三）其他运动员行踪信息申报

被列入其他运动员行踪信息库的运动员，应按照反兴奋剂中心的有关通知要求申报行踪信息。

三、违反行踪信息管理规定

违反行踪信息管理规定的行为包括错过检查和填报失败两类。

（一）错过检查

运动员未能在指定日期的 60 分钟建议检查时间内出现在所申报的地点接受检查，将被判定为错过检查。如果兴奋剂检查工作在运动员的申报建议检查时间内进行，兴奋剂检查工作人员通常会在建议检查时间（60 分钟）结束前 5 分钟打电话联系运动员。而运动员应在建议检查时间结束前出现在行踪申报地。如果运动员在建议检查时间内没能出现在行踪申报地，则视为错过检查。特别要注意的是，注册检查库的运动员虽然有权利提出建议检查时间，但兴奋剂检查不是必须在建议检查时间内进行。

如果兴奋剂检查工作在非建议检查时间进行，则运动员要在接到兴奋剂检查工作通知后的 20 分钟内出现在行踪申报地。如果运动员在 20 分钟内没能出现在行踪申报地，则视为错过检查。

（二）填报失败

当事人或其委托的第三方未能准确、完整、及时地申报或更新行踪信息，运动员将被判定为未按规定申报行踪信息，即填报失败（图 3-6）。例如，运动员未按时申报行踪信息（图 3-7），或行踪信息申报不准确、详细（图 3-8、图 3-9），导致兴奋剂检查工作人员无法实施兴奋剂检查通知；或未及时申报和更新行踪信息，地址不准确、不详细，通信不畅通等导致兴奋剂检查工作人员在实施通知后未能在预定时间、地点实施兴奋剂检查。

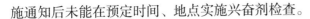

填报失败										
实施通知前					实施通知后					
1.未申报季度行踪信息	2.缺少应有的行踪信息	3.建议检查时间重复	4.行踪地址不详细	5.行踪地址矛盾	1.异地未更新行踪	2.地址不准确	3.地址不详细	4.第三方不了解行踪信息	5.早报行程	6.通信不畅通	7.通知后更新行踪信息

图 3-6 行踪信息填报失败

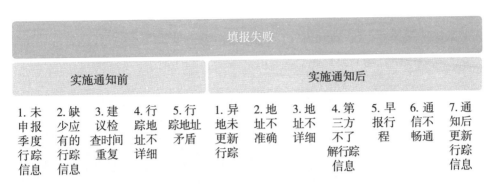

图 3-7 未按时申报行踪信息

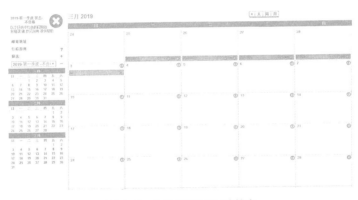

图 3-8 缺少应有的行踪信息

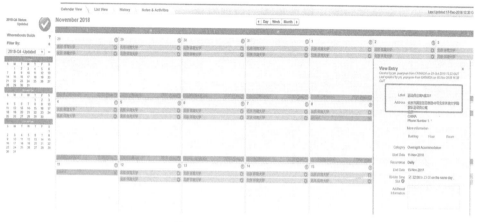

图 3-9　行踪信息不准确

四、行踪信息管理

列入检查库、注册检查库的运动员，应当依照运动员行踪信息管理的有关规定准确、及时提供行踪信息。行踪信息应当严格保密，且只能用于以下目的：制订兴奋剂检查计划、组织实施检查、提供运动员生物护照或其他检测结果的有关信息、协助调查潜在的兴奋剂违规或帮助证实兴奋剂违规的存在。行踪信息不再用于上述目的时，应当予以销毁。

注册检查库中的运动员退役后希望复出参赛，或者运动员在禁赛期间退役后希望复出参赛的，应当提前 6 个月（从运动员开始申报行踪信息之日起开始计算）向国家反兴奋剂机构提交书面申请，并按规定申报行踪信息，否则不能参加国际赛事或国家级赛事。禁赛期间退役后申请复出时剩余的禁赛期长于 6 个月的，提前申请的时间应当等于所剩的禁赛期。退役运动员违规参赛的，应当取消其比赛成绩及其他收益。

运动员管理单位应将以下信息及时告知运动员：反兴奋剂中心公布的有关列入和撤出运动员行踪信息库及有关需要申报行踪信息的通知，行踪信息相关规定和要求，以及未遵守行踪信息申报要求应承担的后果。运动员管理单位应当监督和协助运动员按要求及时申报行踪信息。

运动员违反行踪信息管理规定次数的计算是国内和国际判定的累计次数。注册检查库运动员在 12 个月内累计 3 次出现违反行踪信息管理规定，即被认定为兴奋剂违规，将面临禁赛 1～2 年的处罚。检查库运动员在 12 个月内累计 2 次违反行踪信息管理规定，可能被列入注册检查库。

以案为鉴二

2022 年 1 月 15 日，中国反兴奋剂中心兴奋剂检查官在对注册检查库中的运动员 A 实施赛外检查时，根据运动员 A 提供的地址信息达到行踪申报点后，敲门无人应答，且运动员 A 预留的电话关机。2022 年 7 月 23 日，国际项目协会的兴奋剂检查官在运动员 A 提供的建议检查时间实施赛外检查时，运动员 A 因外出就餐不在申报地点，并且未能在规定时间内回到申报地点。2023 年 10 月 17 日，运动员 A 因出国参加比赛未修改行踪信息，且检查官在其申报地点并未找到该运动员。由于运动员 A 在 12 个月内累计 3 次违反行踪信息管理规定，所以被认定为兴奋剂违规。

处罚：运动员 A 禁赛 1 年，负担 10 例兴奋剂检测费用（1 万元）；责任人 B 警告，负担 5 例兴奋剂检测费用（5000 元）；市运动项目训练中心警告，负担 10 例兴奋剂检测费用（1 万元）。

【案例分析】

根据《运动员行踪信息管理实施细则》第二十条规定，注册检查库运动员 12 个月内累计 3 次违反行踪信息管理规定，将被判定为兴奋剂违规。在本案中，运动员 A 在 2022 年 1—12 月，先后发生行踪信息申报错误、建议检查时间不在行踪信息申报地点、不及时更新行踪信息，导致未能接受兴奋剂检查，构成了兴奋剂违规。

运动员 A 的问题主要源于其纪律性不强、自我要求不严、对管理规定的执行不到位，这些都反映出该运动员个人在反兴奋剂管理中的主动性和自律意识不足。同时，运动员管理单位在收到第一次和第二次警告通知后，未能引起足够重视，缺乏有效应对措施，思想麻痹大意，最终导致违规事件发生，这体现出运动员管理单位在监督和指导运动员遵守反兴奋剂规则方面的管理疏漏和责任缺失。

运动员 A 的兴奋剂违规案例强调了运动员和管理单位在反兴奋剂工作中的主体责任。一方面，运动员应养成及时、准确申报行踪信息的习惯，严格遵守 60 分钟建议检查时间段内不擅自外出的规定，并在外出前更新信息，如因故未能及时接受检查须如实说明情况。另一方面，管理单位需加强对运动员的督促和检查，确保其行踪信息的真实性和准确性，以保障反兴奋剂工作的严谨性和体育竞赛的公平性。

第四节 兴奋剂违规行为及处罚

一、兴奋剂违规行为

兴奋剂违规行为指运动员或有关人员在体育竞技中违反反兴奋剂有关规定的行为，通常由国际或国家反兴奋剂机构（如 WADA）定义并监管。

2021 年，国家体育总局第 12 次局长办公会审议通过并公布《反兴奋剂管理办法》，其中规定以下情况和行为构成兴奋剂违规（图 3-10）。

（1）检测结果阳性；

（2）使用或企图使用兴奋剂；

（3）逃避、拒绝或未能完成样本采集；

（4）违反行踪信息管理规定；

（5）篡改或企图篡改兴奋剂管制环节；

（6）持有兴奋剂；

（7）从事或企图从事兴奋剂交易；

（8）对运动员施用或企图施用兴奋剂；

（9）共谋或企图共谋兴奋剂违规行为；

（10）违反禁止合作规定；

（11）阻止举报或报复举报人；

（12）其他法律法规或者国家体育总局的规范性文件明确将其规定为兴奋剂违规的行为。

11 种
主要违规行为

1. 检测结果阳性

2. 使用或企图使用兴奋剂

3. 逃避、拒绝或未能完成样本采集

4. 违反行踪信息管理规定

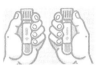
5. 篡改或企图篡改兴奋剂管制环节

6. 持有兴奋剂

7. 从事或企图从事兴奋剂交易

8. 对运动员施用或企图施用兴奋剂

9. 共谋或企图共谋兴奋剂违规行为

10. 违反禁止合作规定

11. 阻止举报或报复举报人

图 3-10　兴奋剂违规行为

二、兴奋剂违规处罚

个人项目赛内检查发生兴奋剂违规的，应当取消运动员在该项比赛中所取得的成绩，并收回奖牌、积分和奖金等（图 3-11）。赛内或赛外检查发生兴奋剂违规的，还应当取消自样本采集之日或其他兴奋剂违规发生之日起，至临时停赛或禁赛期开始前运动员所取得的所有其他比赛成绩，并收回奖牌、积分和奖金等。在赛事期间发生的或与赛事有关的兴奋剂违规，赛事组织机构应当取消运动员在该赛事中取得的所有个人成绩，并收回奖牌、积分和奖金等。运动员样本采集之前的其他比赛检测结果为阴性，或者能证明自己对违规无过错或无疏忽的，或者有其他特殊情形的，不取消该赛事其他比赛的个人成绩。

运动员	· 取消比赛成绩和参赛资格； · 第一次发生的，禁赛2～4年； · 再次发生的，禁赛期一般翻倍；第三次发生的，终身禁赛； · 要求其承担兴奋剂检查费用，最高可达8万元
相关人员	· 有直接责任人的，按照运动员处罚； · 无直接责任人，或直接责任人不是主管教练员的，仍要追究主管教练员责任，并给予适当的禁赛处罚； · 要求其承担兴奋剂检查费用； · 相关人员属于国家工作人员的，依法给予警告、记过直至开除的处分等
相关单位	· 警告和通报批评； · 要求其承担兴奋剂检查费用； · 同一单位同一项目在同一个周期内发生4起以上严重违规的，取消下一届全国性综合运动会参赛资格； · 涉及国家高水平体育后备人才基地的，取消命名资格等

图 3-11　兴奋剂违规处罚

（一）禁赛处罚

运动员第一次出现检测结果阳性、使用或企图使用兴奋剂、持有兴奋剂的兴奋剂违规时，如果涉及的兴奋剂为非特定物质，则禁赛4年，如果当事人能证明其不是故意违规的，则禁赛2年；如果涉及特定物质，且反兴奋剂组织能证明当事人是故意违规的，禁赛4年，不能证明当事人是故意违规的，禁赛2年。运动员逃避、拒绝或未完成样本采集的，运动员或其他当事人篡改或企图篡改兴奋剂管制过程中的任何环节的，禁赛4年。如果当事人能证明未完成样本采集导致的违规不是故意的，则禁赛2年。运动员违反行踪信息管理规定的，禁赛2年，运动员过错程度较轻或有其他特殊情形的，最少禁赛1年。运动员总在即将检查之前变动行踪信息，或者有其他试图逃避兴奋剂检查严重嫌疑的，禁赛2年。运动员或其他当事人从事或企图从事兴奋剂交易，对运动员施用或企图施用兴奋剂的，将根据情节严重程度，禁赛4年以上，直至终身禁赛。运动员辅助人员的违规行为涉及未成年人，且属于非特定物质的，终身禁赛。组织使用兴奋剂，根据情节严重程度，禁赛2年。使用兴奋剂违规人员从事运动员辅助工作，禁赛2年。运动员过错程度较轻或有其他特殊情形的，最少禁赛1年。

运动员构成兴奋剂违规，如果直接责任人不是主管教练员，运动员被禁赛4年以上的，给予主管教练员禁赛1～2年的处罚；运动员被禁赛4年以下或免予禁赛的，给予主管教练员警告或不超过1年的禁赛处罚。主管教练员证明自己尽到了应尽的管理责任，对兴奋剂违规无过错或无疏忽的，免予禁赛。如未发现直接责任人，运动员被禁赛 4 年以上的，给予主管教练员禁赛 2 年以上的处罚；运动员被禁赛 2～4 年的，给予主管教练员禁赛 1～2 年的处罚；运动员被禁赛 2 年以下或免予禁赛的，给予主管教练员警告或不超过 1 年的禁赛处罚。该主管教练员负责训练的运动员第二次发生禁赛 4 年以上兴奋剂违规的，终身禁赛。未成年人构成兴奋剂违规的，对直接责任人或主管教练员加重处罚。

处于禁赛期的当事人不得以任何身份参加任何国际单项体育联合会、全国性体育社会团体及其会员单位举办或授权举办的比赛或其他体育活动，以及政府资助的其他比赛或体育活动，反兴奋剂组织开展或授权开展的反兴奋剂教育项目除外。但是，禁赛期超过 4 年的当事人，在执行 4 年禁赛期后，可以作为运动员参加违规项目以外其他项目的省级以下赛事。同时，处于禁赛期的运动员应当继续接受兴奋剂检查。

（二）经济处罚

运动员被禁赛 4 年以上的，并处负担 20～40 例兴奋剂检测费用的处罚；被禁赛 2～4 年的，并处负担 10～20 例兴奋剂检测费用的处罚；被禁赛 2 年以下或免予禁赛的，可以并处负担不超过 10 例兴奋剂检测费用的处罚。

直接责任人或主管教练员被禁赛 4 年以上的，并处负担 40～80 例兴奋剂检测费用的处罚；被禁赛 2～4 年的，并处负担 20～40 例兴奋剂检测费用的处罚；被禁赛 2 年以下或免予禁赛的，可以并处负担不超过 20 例兴奋剂检测费用的处罚。

当事人因兴奋剂违规被禁赛 4 年以上的，对其管理单位给予警告和负担 40～80 例兴奋剂检测费用的处罚；被禁赛 2～4 年的，对其管理单位给予警告和负担 20～40 例兴奋剂检测费用的处罚；被禁赛 2 年以下或免予禁赛的，对其管理单位给予警告和负担不超过 20 例兴奋剂检测费用的处罚。运动员赛外检查发生兴奋剂违规的，管理单位是指该运动员的注册单位；赛内检查发生违规的，管理单位是指该运动员的代表单位。运动员在国家队、国家集训队训练期间或代表国家参赛期间发生违规，或者涉及多个单位共同培养的，依照《反兴奋剂管理办法》规定执行。

（三）处罚减免

当事人在接到兴奋剂检查通知或涉嫌其他兴奋剂违规的通知前，主动承认兴奋剂违规，且该承认在当时是证实违规唯一可靠证据的，可以酌情减少禁赛期，但不得少于基准禁赛期的一半。检测结果阳性、使用或企图使用兴奋剂、持有兴奋剂的禁赛期，逃避、拒绝或未完成样本采集，篡改或企图篡改兴奋剂管制过程中的任何环节，可能被禁赛4年的当事人，向反兴奋剂组织如实承认兴奋剂违规的，经国家反兴奋剂机构提请WADA同意，可以酌情减少禁赛期，但不得少于2年。

当事人有向反兴奋剂组织或有关部门提供切实协助，揭发他人、有关单位的兴奋剂违规或犯罪行为，或者提供重要线索，查证属实等立功表现的，反兴奋剂组织可以酌情减少禁赛期。减少的禁赛期不得超过基准禁赛期的3/4，终身禁赛减少后的禁赛期不得少于8年。当事人有重大立功表现的，可以免予处罚。管理单位有主动开展或积极配合调查，帮助反兴奋剂组织发现兴奋剂违规行为，或者揭发他人、有关单位的兴奋剂违规或犯罪行为，或者提供重要线索，查证属实等立功表现的，反兴奋剂组织可以酌情减免对其的经济处罚，并提请有关体育主管部门依照《反兴奋剂管理办法》规定减免对其的处分。减少禁赛期的决定应当通知WADA、相应的国际单项体育联合会和其他相关反兴奋剂组织。

以案为鉴三

运动员A在接受中国反兴奋剂中心实施的生物护照检查后被判定为生物护照兴奋剂违规，受到禁赛2年的处罚。复出后，在一次赛外兴奋剂检查中，A、B血样均呈现同一种兴奋剂阳性。调查期间，运动员如实承认反兴奋剂违规行为，并积极配合调查取证。

处罚：生物护照兴奋剂违规，运动员及其教练员均禁赛2年。故意使用兴奋剂，运动员禁赛8年，负担40例兴奋剂检测费用（4万元）；教练员终身禁赛，负担80例兴奋剂检测费用（8万元）；省运动项目协会警告，负担40例兴奋剂检测费用（4万元）。

【案例分析】

生物护照是当前世界反兴奋剂斗争中的又一"新武器"，相比直接检测违禁物质的传统兴奋剂检查手段，其融合了兴奋剂检查、检测，以及发现和判定兴奋剂违规的新方法，是常规检测方法的有效补充，对兴奋剂检查发挥着重要的导向作用，可以有效打击使用难以检测的血液兴奋剂行为。生物护照对能间接反映禁用物质和方法作用的一组生物指标进行长期不定期检测、记录，收集数据并建立数据库，可以通过纵向分析、对比生物指标的变化，判断运动员是否违禁。由于一些禁用物质在较短时间内可完全代谢，所以传统的直接兴奋剂检查（如尿检）无法查出。但禁用物质对人体的影响和作用将持续较长时间，人体的某些生理指标也会发生波动。生物护照会长期跟踪记录运动员的血液指标，若有异常变化则说明有违规的可能。

根据兴奋剂违规处罚规定，运动员第一次发生兴奋剂违规将被禁赛2～4年，第二次发生禁赛期翻倍，第三次发生将终身禁赛。教练员作为直接责任人，也要接受处罚。检测结果阳性、使用或企图使用、持有兴奋剂的禁赛期，逃避、拒绝或未完成样本采集，篡改或企图篡改兴奋剂管制过程中的任何环节，可能被禁赛4年的当事人，向反兴奋剂组织如实承认兴奋剂违规的，经国家反兴奋剂机构提请WADA同意，可以酌情减少禁赛期，但不得少于2年。因此，本案例中，运动员在第二次血检阳性后，运动员和教练员分别受到禁赛8年和终身禁赛的处罚。

第五节 兴奋剂结果管理

国家反兴奋剂机构依照结果管理的程序和标准及其他有关规定，对《反兴奋剂管理办法》规定的相应检查类型实施结果管理（图3-12）。

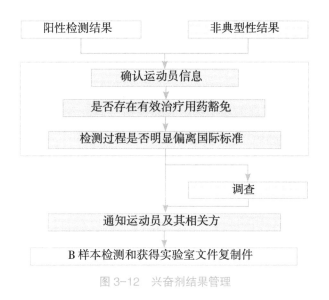

图3-12 兴奋剂结果管理

一、审查和通知

国家反兴奋剂机构收到阳性检测结果后，应当进行审查，确认运动员信息，以及其是否存在有效治疗用药豁免，或者明显偏离国际标准从而导致阳性检测结果的情形。确认不存在上述情形的，应当尽快将阳性检测结果及有关事宜通知运动员及其相关方。

国家反兴奋剂机构收到非典型性结果后，应当进行审查，确认运动员信息，以及其是否存在有效治疗用药豁免，或者明显偏离国际标准从而导致非典型性检测结果的情形。确认不存在上述情形的，应当开展必要的调查，确认是否将该非典型性结果作为阳性检测结果处理，并通知运动员及其相关方。

非典型性生物护照结果和生物护照阳性结果的审查由国家反兴奋剂机构生物护照评估委员会依照有关规定进行处理。确认生物护照阳性结果的，国家反兴奋剂机构应当尽快将阳性结果、判定依据及有关事宜通知运动员及其相关方。

未按规定申报行踪信息和错过检查审查的，依照运动员行踪信息管理有关规定进行处理。国际和其他国家或地区的反兴奋剂组织确认运动员未按规定申报行踪信息或错过检查的，予以累计。国家反兴奋剂机构确认运动员在 12 个月内第一次或第二次违反行踪信息管理规定的，应当依照有关规定向运动员发出书面警告，并通知其相关方。国家反兴奋剂机构确认运动员因违反行踪信息管理规定构成兴奋剂违规的，应当尽快将违规事实、判定依据及有关事宜通知运动员及其相关方。

二、B 样本检测

A 样本检测结果阳性的运动员，有权要求检测 B 样本，并获得其 A 样本或 B 样本的实验室文件复制件。运动员应当在收到 A 样本阳性通知之日起 5 日（指工作日，下同）内，以书面形式向国家反兴奋剂机构提出检测 B 样本。逾期未提出，视为放弃检测 B 样本的权利。运动员放弃检测 B 样本权利的，国家反兴奋剂机构可以自行决定是否检测 B 样本。申请检测 B 样本的，运动员应当在收到 B 样本检测结果的 5 日内，以书面形式向国家反兴奋剂机构提出是否要求获得实验室文件复制件；未检测 B 样本的，应当在收到 A 样本阳性通知的 10 日内提出。逾期未提出，视为放弃获得实验室文件复制件的权利。检测 B 样本和提供实验室文件复制件依照结果管理程序和实验室国际标准的要求进行，费用由运动员承担。

B 样本检测结果不能证实 A 样本阳性检测结果的，国家反兴奋剂机构应当立即取消临时停赛决定，恢复运动员的参赛资格。

三、听证

当事人涉嫌兴奋剂违规需要召开听证会的，依照兴奋剂违规听证的有关规定执行。听证应当遵循公平、公正和效率原则，以维护当事人的合法权益。听证会结论应当说明理由，并通知当事人及其相关方。

当事人在听证会上证实阳性很可能是某种受污染的产品导致的，国家反兴奋剂机构可以取消临时停赛的决定。B 样本检测结果不能证实 A 样本阳性检测结果的，国家反兴奋剂机构应当立即取消临时停赛决定，恢复运动员的参赛资格。

以案为鉴四

2017 年 1 月 3 日，中国反兴奋剂中心在赛外兴奋剂检查中发现某运动员的 A 样本血样检测结果呈肽类激素（外源性促红素）阳性。运动员申请 B 样本检测，结果仍为阳性。之后，她又申请召开听证会。听证专家组一致认为，当事人无法对阳性原因作出合理有效的解释，不能证明自己不是故意违规。

处罚：运动员禁赛 4 年，并负担 40 例兴奋剂检测费用（4 万元）；教练员终身禁赛，并负担 80 例兴奋剂检测费用（8 万元）；某市协会警告，并负担 40 例兴奋剂检测费用（4 万元）。

【案例分析】

根据《反兴奋剂规则》第十一条规定，运动员使用或企图使用某种禁用物质或禁用方法的，不论是否既遂，均构成兴奋剂违规。运动员应当确保没有禁用物质进入自己体内和不使用禁用方法。对于使用兴奋剂，不需要反兴奋剂组织为证实兴奋剂违规而证明运动员的意图、过错、疏忽或故意使用兴奋剂。

本案例中，运动员在一次赛外兴奋剂检查中，A 样本血样被检测出肽类激素（外源性促红素）阳性。运动员随后申请了 B 样本检测，结果依然为阳性。之后，她又申请召开听证会。然而，听证专家组一致认为，运动员无法对阳性结果的原因提供合理有效的解释，也无法证明自己并非故意使用禁用物质。因此，根据《反兴奋剂规则》第十一条规定，她的行为被认定为兴奋剂违规。

与此同时，教练员被判终身禁赛并需负担80例兴奋剂检测的费用，这也反映了教练员在运动员管理中的关键角色和责任。根据《条例》，教练员和其他运动员辅助人员不得组织、教唆或协助运动员使用兴奋剂。如果在运动员兴奋剂事件中存在失职或故意行为，他们将受到严厉的处罚。某市协会作为运动员管理单位，也因未能有效监督和管理所属运动员的行为而受到警告，并须承担相应的检测费用。

运动员的兴奋剂违规案例强调了反兴奋剂责任制的多层次性：运动员需对禁用物质进入体内负严格责任，教练员和辅助人员负有连带责任，管理人员和管理单位负有管理责任。各方应增强忧患意识，注意风险预警，严格履行监督和管理职责，确保反兴奋剂规定的有效执行，以维护体育竞赛的公平公正。

思考题

1. 什么是行踪信息申报？运动员为什么要进行行踪信息申报？
2. 什么是兴奋剂违规行为？请举例说明。
3. 简述兴奋剂结果管理的流程。
4. 如何实施兴奋剂违规处罚？
5. 如何保护运动员在接受兴奋剂检查时的权利？

第四章

兴奋剂检测

兴奋剂检测

当前，兴奋剂问题仍然是奥林匹克运动发展过程中面临的最大挑战之一，对其进行有效的管控和检测是反兴奋剂工作的重要任务。兴奋剂检测作为直接找到运动员使用兴奋剂证据的手段，在反兴奋剂管制环节中占有非常重要的地位。甚至有人比喻说，兴奋剂检测是当今体育竞技场的"第一裁判"，而各个项目的临场技术裁判是"第二裁判"。如果运动员被"第一裁判"判为"兴奋剂违规"，那么"第二裁判"所给予的任何名次都将无效。本章介绍了兴奋剂样本检测原则及难点、国际检测标准专业术语、国际检测标准文件体系、兴奋剂检测质量体系等基本内容，阐述了我国兴奋剂检测事业的发展历程，以及兴奋剂检测技术及其应用。

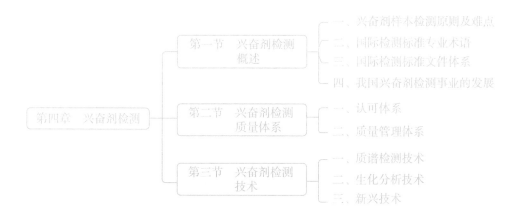

第一节　兴奋剂检测概述

一、兴奋剂样本检测原则及难点

兴奋剂检测是指检测实验室对受检运动员的样本进行分析检测，以确定运动员是否使用了禁用物质或禁用方法，并提供结果报告的过程。

（一）检测原则

兴奋剂检测是一项责任重大的工作，每个环节都必须做到严谨和公正才能确保兴奋剂检测结果的准确性、有效性和权威性。根据《条例》，兴奋剂样本检测必须遵守以下原则。

（1）样本检测只能在经 WADA 认可或经 WADA 另行批准的实验室进行。只能由负责结果管理的反兴奋剂组织决定选择 WADA 认可或 WADA 批准的实验室进行样本检测。

（2）检测实验室依照《实验室国际标准》检测受检运动员样本，以确定其是否使用了《禁用清单》中的禁用物质或禁用方法，并提供检测结果报告。此外，实验室可检测 WADA 要求的其他物质，或协助反兴奋剂组织记录运动员的尿液、血液或其他类型样本的相关参数，包括 DNA 或基因组图谱，或用于任何其他合法的反兴奋剂目的。

（3）检测实验室经运动员书面同意，可以将样本用于反兴奋剂研究，但用于研究目的的样本、相关检测数据或兴奋剂管制信息应当先行处理，以防止从中追溯到某个具体的运动员。

（4）满足下列情况之一，可确认样品阳性检测结果。

①运动员的 A 瓶样本中检测到《禁用清单》中的禁用物质或其代谢物或其标记物，且运动员放弃检测 B 瓶样本；

②运动员的 B 瓶样本被检测，检测结果证实了 A 瓶样本中发现了《禁用清单》中的禁用物质或其代谢物或其标记物；

③运动员的 B 瓶样本被分装至两个瓶中，第二瓶的检测结果证实了第一瓶中检测到《禁用清单》中的禁用物质或其代谢物或其标记物。

（5）在将 A 瓶样本或 B 瓶样本的阳性检测结果通知运动员之前，国家反兴奋剂机构可以随时要求实验室对样本做进一步检测。

（二）检测难度

兴奋剂检测也是一项难度很高的工作，其难度表现在以下 4 个方面。

1. 兴奋剂药物及其代谢物的种类多、变化大

《禁用清单》是一份开放式的禁用物质和禁用方法的列表，随着体育科学、医学、药学及社会学的发展，禁用物质和禁用方法不断被更新。禁用物质通常以药物原型和 / 或一个或多个代谢物的形式存在于人体的体液之中，需要筛选和确认的化合物多达数百甚至上千种。药物在使用后的不同时间里，在人体体液中的浓度不断发生变化，直到排出体外，无疑会增大检测的难度。

2. 兴奋剂药物在人体体液中的浓度很低

药物在人体体液中的浓度通常是微克（10^{-6} 克）或纳克（10^{-9} 克）的水平，相当于一勺糖溶解在一个 25 米 × 50 米的标准游泳池中的浓度。两种以上兴奋剂药物组合使用或利尿剂的使用能够降低药物在人体体液中的浓度，以逃避兴奋剂检测。因此，对检测仪器和方法的灵敏度要求非常高。

3. 兴奋剂内外来源区分难度大

有些兴奋剂属于内源性物质，即自身体内可以分泌的物质。当运动员使用了这类兴奋剂后，对其进行兴奋剂检测时需要区分样品中的阳性物质是由自身合成的还是外源药物摄入的。通常，同种兴奋剂药物制剂中的有效成分与自身分泌的物质结构性质类似，需要技术更为复杂、分析时间更长的检测方法，给兴奋剂检测带来很大的困难。

4. 兴奋剂检测要求准确度和精确度高

兴奋剂检测工作对运动员的运动生命负有法律责任，假阳性结果将直接影响运动员的运动生命及名誉，亵渎公平公正的奥林匹克体育精神，有损国家形象和民族尊严。因此，在对兴奋剂进行定性和定量分析的过程中，每步都必须严谨和

公正，每项测试结果都要求较高的准确度和精确度。

2024 年 10 月 4 日，杭州亚运会田径比赛结束后，在杭州奥体中心体育场举行了一场意义非凡的颁奖仪式。中国奥委会为递补获得东京 2020 年奥运会男子 4×100 米接力铜牌的汤星强、谢震业、苏炳添、吴智强，及递补获得伦敦 2012 年奥运会女子 20 公里竞走金、银、铜牌的切阳什姐、刘虹、吕秀芝补发了迟到的奥运奖牌。

东京奥运会男子 4×100 米决赛中，意大利队、英国队和加拿大队分获前三名，而由汤星强、谢震业、苏炳添、吴智强组成的中国队以 37 秒 79 的成绩排名第四，与奥运奖牌擦肩而过。不久，CAS 发布公告，英国队因运动员药检阳性，违反了《条例》，被取消了接力成绩及奥运奖牌。2022 年 5 月，国际奥委会宣布中国田径男子 4×100 米接力队递补获得东京奥运会铜牌。这枚铜牌也是中国男子 4×100 米接力队在奥运会上获得的首枚奖牌，不仅圆了运动员的奥运梦，而且证实了中国具有世界一流的实力。由此，兴奋剂检测对保护奥林匹克体育公平公正，维护国家形象和民族尊严具有重要作用。

伦敦 2012 年奥运会女子 20 公里竞走项目，俄罗斯选手伊莲娜·拉什马诺娃和奥莉加·卡尼什金娜分别获得冠军和亚军，中国的切阳什姐获得一枚铜牌，刘虹和吕秀芝获得第四名和第六名。然而，当时获得第二名和第五名的俄罗斯选手卡尼什金娜和基尔佳普金娜分别于 2015 和 2019 年被检测出兴奋剂阳性，国际奥委会依据 CAS 的裁决取消其伦敦奥运会成绩，切阳什姐和刘虹递补拿到银牌和铜牌，吕秀芝排名上升到第四名。2022 年 3 月，国际田联诚信委员会通报，拉什马诺娃因为服用禁药，被取消了伦敦 2012 年奥运会女子 20 公里竞走冠军的成绩。2023 年，国际奥委会重新分配伦敦 2012 年奥运会此项目的比赛奖牌，中国选手切阳什姐递补获得该项目金牌，而刘虹和吕秀芝则分别递补获得银牌和铜牌。在切阳什姐的竞走生涯中，伦敦奥运会是她唯一一次站在奥运领奖台，而她本应该站在更高的位置去享受众人的祝贺和欢呼，但当年兴奋剂检测技术的局限性让切阳什姐无法感受奥运冠军的光环。随着兴奋剂检测技术的发展，最终还给切阳什姐一个公道，为她带来了迟到 11 年的金牌。

二、国际检测标准专业术语

反兴奋剂管理系统（anti-doping administration and management system，ADAMS）：是一个基于网络的数据库管理工具，用于数据输入、存储、共享和报告，旨在协助利益相关方和 WADA 结合数据保护立法开展反兴奋剂工作。

运动员生物护照（athlete biological passport，ABP）：它通过连续采集同一个运动员多个时期的样品信息建立数据库，从纵向水平上分析、比对，通过生物指标的变化判断运动员是否使用兴奋剂。

不良分析结果（adverse analytical finding，AAF）：俗称阳性结果，是一种来自 WADA 认可的检测实验室或经 WADA 另行批准的检测实验室的分析结果报告。该报告符合《实验室国际标准》，作为确定样品中存在禁用物质或其代谢物或标记物或使用禁用方法的证据。

非典型性结果（atypical finding，ATF）：是一种来自 WADA 认可的检测实验室或经 WADA 另行批准的检测实验室的分析结果报告。在确定阳性结果之前，需要根据《实验室国际标准》或相关技术文件的规定进行进一步调查。

阴性结果（negative finding，NF）：是一种来自 WADA 认可的检测实验室或经 WADA 另行批准的检测实验室的分析结果报告。该报告符合《实验室国际标准》，表示在样品中没有发现《禁用清单》包含的禁用物质或其代谢物或标记物或使用禁用方法。

样本（sample）：从运动员身上提取的用于分析过程的部分生物体液样本，如尿样、血样等。

分析物（analyte）：指检测实验室使用分析测试程序在生物基质中分析和／或测定的物质、化合物或被测物。出于反兴奋剂目的，分析物可以是禁用物质、禁用物质的代谢物或使用禁用物质或禁用方法的标记物。

标记物（marker）：表示使用禁用物质或禁用方法的化合物、化合物组或生物变量。

代谢物（metabolite）：由生物转化过程产生的任何物质。

检测限（limit of detection，LOD）：是一种测定技术性能的分析参数。在规定的测试方法条件下，样品中可常规检测到的分析物的最低浓度，但不一定能识别或量化。

定量限（limit of quantification，LOQ）：是一种测定技术性能的分析参数。在规定的测试方法条件下，以可接受的精度和准确度定量确定样品中被分析物的最低浓度。

测量不确定度（measurement uncertainty，MU）：是一种与测量结果相关的参数，用于表征归因于测量的数量值的离散性，并为测量结果的有效性提供置信度。

重复性（repeatability，Sr）：指在实验室内使用同一方法，在短时间内，使用单一操作人员、单项设备等获得的结果的可变性。它也被称为批内/运行内精度。

重现性（reproducibility，SR）：指不同实验室分析同一样本时所获得的结果的可变性，表示不同实验室之间分析结果的可测量一致性。

选择性（selectivity）：指分析测试程序在适用情况下，检测或识别样品中感兴趣物质的能力。

最低检测能力要求（minimum required performance level，MRPL）：由 WADA 制定的实验室技术性能的最低分析标准。实验室在常规检测中持续检测和确认禁用物质或禁用物质代谢物或禁用物质标记物或禁用方法的最低浓度，个别实验室可能并有望实现更好的性能。

阈值（threshold）：样品中阈值物质的浓度、比例或分数的最大允许水平。阈值用于建立报告阈值物质的阳性结果或非典型性结果的判定限度。

非阈值物质（non-threshold substance）：指列入《禁用清单》的物质，其鉴定符合色谱－质谱鉴定标准技术文件（technincal document on minimum' criteria for chromatographic-mass spectrometric confirmation of the identity of analysis for doping control purposes）或其他适用的技术文件，构成阳性结果。

阈值物质（threshold substance）：外源性或内源性禁用物质、代谢物或禁用物质的标记物，其鉴定和定量测定（如浓度、比例、分数）超过预先确定的判定限度，或在适用时确定外源性来源，构成阳性结果。阈值物质在决定限度技术文件（decision limits for the confirmatory quantification of exogenous threshold substances by chromatography-based analytical methods）中予以确定。

参考物质（reference material，RM）：指参考物质或参考标准品，在一种或多种规定的性质方面具有充分的特性、均质和稳定性，并已确定其在分析测试程序中的预期用途。

三、国际检测标准文件体系

国际标准是由各签约方和各国政府协商后制定并由 WADA 批准，用于反兴奋剂体系内各技术和运行领域的文件。它旨在使负责反兴奋剂体系具体技术和运行领域的各反兴奋剂组织之间协调一致。遵守国际标准是遵守《条例》的必要条件。WADA 执行委员会在与各签约方、各国政府和其他利益相关方进行合理协商后，可以适时对国际标准进行修订。国际标准及其所有修订本将在 WADA 网站上公布，并于国际标准或修订本规定的日期生效。目前，已制定的独立国际标准文件有《禁用清单国际标准》《签约方条例遵守国际标准》《教育国际标准》《实验室国际标准》《检查和调查国际标准》《结果管理国际标准》《治疗用药豁免国际标准》《隐私和个人信息保护国际标准》。其中，《禁用清单国际标准》《实验室国际标准》和兴奋剂检测关系最为密切，《禁用清单国际标准》前文已介绍，以下着重介绍《实验室国际标准》（图 4-1）。

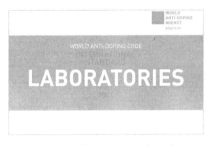

图 4-1　《实验室国际标准》

《实验室国际标准》作为世界反兴奋剂规划的一部分，是强制性国际标准，属于世界反兴奋剂体系第二级要素。它于 2002 年 11 月首次生效，随后分别在 2003 年、2004 年、2008 年、2009 年、2012 年、2015 年、2016 年、2019 年进行多次修订。经广泛征求各签约方和 WADA 认可的各实验室意见和建议后，WADA 执行委员会于 2020 年 9 月 15 日批准通过新版的《实验室国际标准》，自 2021 年 1 月 1 日起实施生效。制定《实验室国际标准》的主要目的是确保实验室根据可靠的证据性数据来报告有效的测试结果，并促进所有实验室的样本分析测试技术和操作领域保持协调一致。它规定了实验室必须遵守的要求和大部分技术细节，包括实验室的管理，检测程序和方法，样品保管、储存和处置，结果管理，以及获得和维持 WADA 实验室认可等方面。该标准所遵循的宗旨是既保护工作人员权力，又限制工作人员权限，避免相关人员违规，并防止不必要纠纷的发生。同时，在严格控制运动员滥用药物的前提下，维护运动员的合法权益。

关于实验室的管理，《实验室国际标准》强调实验室的独立性，要求实验室建立并保持独立运行于反兴奋剂组织之外，确保实验室能够在能力、公正性、判断力及运作诚实性上实现高度可信。这条规定旨在保持实验室在技术上的权威性，避免检测结果受到其他因素的影响，在运动员或相关人员对检测结果存在质疑或者争议的情况下，检测结果在法律上具有说服力和诚信度。

在样品处置方面，《实验室国际标准》要求实验室对运动员样品的处置和保存要慎重。当 A 瓶样品和 B 瓶样品经检测后报告阳性结果，且对该样品无质疑、无异议或不用于长期跟踪调查时，实验室必须对样品进行匿名化处理，随后可废弃，或者在征得运动员同意后用于科学研究。通常情况下，对运动员样品的保存期限为 3 个月，但为避免当事人对阳性结果有争议，或因个体差异不能马上判定当事人是否存在兴奋剂违规时，则必须保留样品直到调查结束得出最终结论。曾经发生过一起案例：我国某著名运动员在一次兴奋剂检查中，尿液样品经检测后，睾酮 / 表睾酮的值大于 4，按照 WADA 技术文件的有关规定应判定该运动员兴奋剂违规，但他声称从未使用睾酮。在随后的长期跟踪调查中发现，该运动员由于个体差异，在正常情况下其睾酮 / 表睾酮的值确实大于 4，不同于一般的统计值，所以该运动员不存在兴奋剂违规行为。因此，在必要的调查结束前，必须慎重处置运动员样品。

在样品检测程序方面，《实验室国际标准》中规定，当开启并分装 B 瓶样品时，实验室必须保证样品均匀，可将样品瓶上下颠倒几次处理。在运动员、运动员代表或独立证人的见证下，实验室方可将 B 瓶样品分装在两个瓶中，分装完成后，邀请运动员或其代表采用防篡改方式对其中一瓶样品进行密封处理。同时，B 瓶样品的分装过程必须记录在安全链中。此外，若第一瓶样品的分析结果为阳性，且运动员或其代表要求开启 B 瓶检测时，应开启第二瓶密封样品进行确证程序的分析。

《实验室国际标准》会配以技术文件和技术信函等文件，用于更详细地指导各实验室实施规定的要求。其中，技术文件是就具体的技术或实验程序问题向实验室和其他利益相关方提供的指导性文件，与执行国际标准的强制性技术要求有关。技术文件由 WADA 执行委员会适时批准和公布，一旦获得批准，将成为《实验室国际标准》的组成部分，在 WADA 网站上一经公布立即生效。而技术信函是以信函的形式发布的，目的是就特定禁用物质和 / 或禁用方法的分析、解释和结果报告等特定问题，或就特定实验程序的应用，向实验室和其他利益相关方提供指导。技术信函同样由 WADA 执行委员会适时批准和公布，一旦获得批准，将成为《实验室国际标准》的组成部分。

此外，还有两种形式的独立文件：实验室指南和技术说明。实验室指南的发布是为了向实验室和其他利益相关方就 WADA 批准的新分析方法或实验程序提供指导。它并非强制性执行的指导性文件，而是鼓励实验室尽可能充分地遵循相关实验室指南中所包含的最佳实施建议。它由实验室专家组批准，在 WADA 网站上公布。技术说明是为了就特定分析方法或实验程序的性能为实验室提供详细的技术指导，但并非强制性执行，而是鼓励实验室尽可能充分地遵守技术说明中所阐述的技术指导。它同样由实验室专家组批准，但仅提供给实验室，不在 WADA 网站上公布。

国际检测标准文件体系的建立，使各兴奋剂检测实验室之间对样本的测试技术、操作及运行保持协调一致，避免了因标准不一致而引起纠纷，损害相关人员（实验室工作人员和运动员）权益。

悉尼 2000 年奥运会期间，罗马尼亚体操运动员安德雷娅·拉杜坎因有头疼、流鼻涕等症状，在参加女子个人全能比赛前服用队医提供的感冒药，当她获得了该项目的金牌后，参加了兴奋剂检查。比赛结束后的第 3 天，兴奋剂检测实验室报告 A 瓶尿样中伪麻黄碱阳性。然而，当年伪麻黄碱并不在国际体操联合会的禁药名单上，但是被国际奥委会列为禁用药物，且明确规定伪麻黄碱赛内尿样中浓度不得大于 25 微克 / 毫升。经过国际奥委会执行委员会讨论，最终决定取消她获得的个人全能金牌。

WADA 在成立以后，负责制定、协调和配合所有体育运动和国家的反兴奋剂规则和政策，审定和调整《禁用清单》，确定药检实验室，以及从事反兴奋剂的研究、教育和预防工作，"独立"和"统一"成为国际反兴奋剂管理的改革主旋律。在制定《条例》的同时，WADA 开始制定各种国际标准。2004—2010 年，伪麻黄碱并未列入《禁用清单》。2010 年至今，伪麻黄碱又出现在 WADA《禁用清单》中，且对伪麻黄碱的判定标准做了修订：赛内尿样中浓度不得大于 150 毫克 / 毫升。这是多年的兴奋剂检测实验数据积累和相关科研工作的结果。

四、我国兴奋剂检测事业的发展

回顾历史，兴奋剂检测的发展与兴奋剂的使用相比往往相对滞后，但兴奋剂检测工作从20世纪60年代后期开始正式实行，至今取得了飞速的发展和惊人的成绩，产生了有效的威慑作用，有力地打击了使用兴奋剂的违规行为。

根据亚洲奥林匹克理事会的规定，凡举办亚运会的国家，必须承担亚运会的兴奋剂检查检测任务，这是承办亚运会的重要条件之一。因此，我国于1986年决定筹建自己的兴奋剂检测机构，以迎接1990年第11届北京亚运会。兴奋剂检测技术是兴奋剂控制过程中科技含量非常高的关键核心技术，我国在当时各方面条件都非常困难的情况下，迎难而上，解决了经费、设备、技术、人才等方面的难题，最终在1989年正式通过国际奥委会的考试，取得了检测资格。此后，北京兴奋剂检测实验室先后多次通过国际奥委会和WADA的资格考试和认证，成为中国唯一取得WADA认可的从事兴奋剂检测的专职机构，属于国际A级检测实验室，承担并完成了包括第11届北京亚运会、第29届北京奥运会、第24届北京冬奥会、第19届杭州亚运会等各类大型国际、国内体育比赛的兴奋剂检测任务，以及国内赛外兴奋剂检查（飞行检查）、WADA及其他国家和地区反兴奋剂组织送检样品的检测任务等。

我国兴奋剂检测工作在短短的30年间，取得了辉煌的进步。一是兴奋剂检测硬件条件大为改善，达到国际一流水平。我国为了保持兴奋剂检测实验室的检测水平，历年来一直投入大量经费，购买先进的检测仪器设备，如Agilent 7010C气相色谱三重四极杆质谱仪、UltiMate 3000超高效液相色谱-Q Exactive Plus组合型四极杆Orbitrap质谱联用仪等。二是中国兴奋剂检测实验室检测水平处于世界前列。一方面，深入开展国际友好合作，及时掌握新的兴奋剂检测技术和方法；另一方面，不断加强检测技术有关的科学研究，进行自主创新，目前有些检测技术和方法处于世界先进水平。例如，我国率先提出了一种利用干血点对睾酮酯进行直接检测的方法，并通过了ISO 17025质量管理体系的认可。与以往的外源性睾酮酯检测方法相比，该方法具有快速、灵敏、高效的特点，已成功用于东京奥运会中国体育代表团和陕西全运会的兴奋剂筛查工作，且在北京冬奥会上正式投入应用，完成其成为兴奋剂常规检测手段的大赛"首秀"。此外，我国开发了一种在线二维高效液相色谱法的纯化程序，作为兴奋剂检测的前处理过程，用于分离和富集宝丹酮和 19-NA，并结合气相色谱 - 碳燃烧 - 同位素比质谱法，建立两种物质的确证方法，为判断兴奋剂的来源提供了一种高效便捷的确证程序。不仅如此，我国在重组人促红细胞生成素（rHuEPO）的科学研究领域，创新性地发现了 EPO 基因多态性 c.577del，推动并参与了 WADA 技术文件和判定标准的修改，有助于解决我国乃至全球运动员兴奋剂误判的重大问题。rHuEPO 标准修订以来，5 名中国运动员得到改判、免予处罚，另有 4 名中国运动员和多名其他国家运动员依据修订后的标准直接被判定为阴性，维护了运动员的合法权益。三是我国兴奋剂检查检测数量逐年递增，从 1990 年的 165 例，到如今保持在每年上万例，越来越多优秀运动员被纳入有效的反兴奋剂监管体系。

第二节　兴奋剂检测质量体系

一、认可体系

实验室认可是指实验室认可机构对实验室有能力进行规定类型的检测和（或）校准所给予的一种正式承认。被认可的作用和意义在于表明实验室具备了按照有关国际准则开展校准 / 检测的技术能力，可在认可项目范围内使用认可标志，可以增强其在校准 / 检测市场的竞争能力，赢得政府部门和社会各界的信任，参与国际实验室认可的双边、多边合作，从而得到更广泛的承认。

兴奋剂检测实验室必须被 WADA 认可和监督，实验室在申请、获得和维持 WADA 认可的过程中均需要满足必要的条件。原则上，任何符合标准的实验室都可以申请成为 WADA 认证的候选实验室。但是，WADA 执行委员会可根据地区或国家范围内兴奋剂检测的确定需求（或缺乏需求）或任何其他原因，自行决定接受或拒绝实验室的候选申请。候选实验室通过一系列严格的测试和评估之后，可以成为 WADA 认可的实验室。在取得资质后，被认可的实验室每年还必须接受及通过 WADA 的考试监督，以维持 WADA 的认可。

在 WADA 授予认证之前，候选实验室应获得认证机构的 ISO/IEC 17025（检测和校准实验室能力的通用要求）认证，主要参考 ISO/IEC 17025 对样品分析要求的解释和应用。认证机构应为国际实验室认证合作组织（International Laboratory Accreditation Cooperation，ILAC）的正式成员，我国的认证机构为中国合格评定国家认可委员会（China National Accreditation Service for Conformity Assessment，CNAS）。候选实验室应根据适用于样品分析的 ISO/IEC 17025 要求，准备并建立所需的文件和管理系统。在此基础上，实验室应与认证机构协商，启动并准备认证过程。候选实验室应在规定的时间内纠正并记录任何不符合 ISO/IEC 17025 的情况。认证机构应向 WADA 发送评估报告的摘要和任何针对不符合项的纠正 / 预防措施文件。在试用期结束前获得 ISO/IEC 17025 认证，是获得 WADA 认可的关键和强制性先决条件。

实验室检测认可包括结构和资源要求、程序要求、管理要求，以下进行具体介绍。

（一）结构和资源要求

根据 ISO/IEC 17025 的要求，实验室应符合结构和资源要求，具备管理和开展实验室活动所需的人员、设施、设备、系统和支持服务等。

1. 实验室人员

所有人员应全面了解其职责，包括实验室的安全、道德规范、分析测试结果的保密性、实验室内部监管链协议，以及他们执行的任何分析测试的标准操作程序。实验室应有权查阅实验室雇用或与实验室签订合同的每个人员的记录，包括简历或资格表 / 证书、工作描述、已完成和正在进行的培训记录，以及履行其规定职责的授权记录。实验室主任、实验室质量经理、实验室认证科学家和实验室监督人员应符合相应的具体标准。其中，实验室主任负责确保实验室人员经过充分培训，须具备履行职责所需的经验和技能。

2. 实验室设施和环境条件

实验室设施和环境条件要求符合包括实验室设施，实验室设施搬迁，环境控制，数据、信息和操作的保密，电子数据和信息的控制与安全等相关规定。

3. 实验室设备

实验室应能够正确使用执行分析测试活动所需的设备。实验室应有足够的仪器，以最大限度地降低操作延迟的风险，并履行《实验室国际标准》及其相关技术文件、技术信函和实验室指南的分析和结果报告义务。

4. 计量溯源

应使用可追溯至国家标准或经认可机构或经 ISO 17034 认证的标准物质生产商认证的标准物质作为参考标准品。当标准物质未经认证时，实验室应验证并与已发布的数据和 / 或化学表征进行比对。

5. 检测转包

实验室应在其认可或批准的设施内使用合格的人员和设备进行所有工作。实验室可以与测试机构协商，将检测样本转包给另一个实验室，并证明转包的合理性。

6. 服务和用品的采购

化学品和试剂应符合用途，并具有检测所要求的纯度。当可用时，应获得指示参考材料 / 标准品纯度的文件，并将其保留在管理体系文件中。实验室应根据国家法律和其他相关规定，对受控化学品和试剂的使用进行控制并妥善记录，制定环境健康和安全政策，以保护员工、公众和环境的安全。

（二）程序要求

实验室应根据技术文件要求，维护纸质或电子实验室内部监管链。

1. 样品的接收、登记和处理

实验室可接收根据《检查和调查国际标准》收集、密封并运输至实验室的样本，检查并记录监管链信息。

2. 样品的分析和验收

实验室应分析收到的每个样品，除非样品满足以下特殊条件：如果实验室收到两份尿液样本，这些样本与同一运动员的单个样本采集环节有关，则实验室应分析采集的两份样本，除非检测机构另有指示；如果实验室从同一运动员处收到 3 个或更多尿液样本，且与单个样本采集环节相关，则实验室应优先分析记录单上的第一个和随后采集的具有最高比重的样本；样品符合记录在案的样品拒收标准等。

3. 初始储存和样品转移分析

实验室应指派特定的工作人员进行样本等分，并在指定的区域进行。进行任何初始测试程序或确认程序的等分试样制备程序时，应将样品或等分试样的污染风险降至最低。

4. 分析测试程序的选择和验证

兴奋剂检测分析通常无法使用标准方法。实验室应选择、验证和记录适用于分析禁用物质和禁用方法的代表性目标分析物的分析测试程序。分析测试程序的验证结果应汇总在验证报告中，并有必要的文件和分析数据支持。验证报告应说明分析测试程序是否适用，至少应经实验室主任和实验室质量经理或实验室主任指定的其他合格高级实验室工作人员批准。实验室应定义并记录可能触发分析测试程序重新验证或验证过程中的部分重新评估的条件。

5. 样本分析

实验室应使用赛内或赛外分析测试单分析反兴奋剂组织收集的样本，以检测样本中是否存在禁用物质或禁用方法。所有实验室都必须执行 WADA 在具体技术文件、技术信函或实验室指南中确定的所有强制性分析测试程序。如果分析测试程序尚未纳入实验室的 ISO/IEC 17025 认证范围，则实验室应在将该程序应用于样品分析之前，根据《实验室国际标准》和适用的技术文件、技术信函或实验室指南对其进行验证。在这种情况下，实验室可能需要提供方法验证文件或外部质量评估计划性能数据，以支持不良分析结果。

6. 确保分析结果的有效性

实验室应通过运行质量控制方案来监测其分析性能和测试结果的有效性，该方案适用于监测实验室进行分析测试的类型和频率，以可检测趋势的方式记录所得数据，并在可行的情况下，应用统计技术审查结果。

7. 结果管理

结果管理包括结果审查、结果和文件等可追溯性、分析数据的保密性和运动员数据、报告测试结果。

8. 分析测试中不符合项的控制

实验室应制定方案和程序，当其分析测试的任何方面不符合规定要求时，应执行这些方案和程序，分析测试中的任何不符合项都应作为相关样品文件的一部分进行记录和保存。

9. 投诉

投诉应按照 ISO/IEC 17025 进行处理。

（三）管理要求

1. 组织

在 ISO/IEC 17025 的框架内，实验室应被视为一个测试实验室。

2. 管理评审

将对实验室进行管理评审，以满足 ISO/IEC 17025 的要求。

3. 文件控制

构成管理体系的文件控制应符合 ISO/IEC 17025 的要求。实验室主任（或指定人员）应批准管理体系文件，以及参与分析测试的实验室工作人员使用的所有其他文件。实验室应在其管理体系中实施程序，以确保《实验室国际标准》、技术文件、技术信函和实验室指南的内容在适用的生效日期前纳入实验室标准操作程序（standard operating procedure，SOP），并完成实施、记录和合规性评估。如果无法做到这一点，实验室应发出书面请求，要求在适用的生效日期之后延期，供 WADA 考虑。未经 WADA 事先批准，实验室未能在规定的生效日期前执行强制性要求，将被视为不符合规定，并可能影响实验室的认证状态。

4. 技术记录的控制和存储

实验室应根据要求，安全存储所有样本记录的副本，以制作实验室文件包或分析证书，直到样本被处理或匿名。

5. 与客户和 WADA 的合作

与客户的合作应按照 ISO/IEC 17025 进行处理。为确保对 WADA 的响应，实验室主任应与测试机构和 / 或结果管理机构就具体时间、报告信息或其他支持需求进行互动。根据 ISO/IEC 17025 的要求，实验室应积极监测向相关反兴奋剂组织提供的服务质量，包括向客户提交年度问卷，以评估他们对实验室表现的满意度（或其他方面）。在适当的情况下，应将提供文件证明的测试机构或结果管理机构所关注的问题纳入实验室的管理系统。

二、质量管理体系

WADA 定期向实验室分发尿液或血液外部质量评估计划（external quality assessment scheme，EQAS）样本，并在适用时向试用实验室分发，旨在持续监测实验室和试用实验室的能力，评估其熟练程度，并提高实验室之间测试结果的一致性。EQAS 样本被用于评估实验室的常规分析能力和性能，并报告周转时间和对 WADA 实验室标准（如《实验室国际标准》、技术文件和技术信函）及其他非分析性能标准的总体遵守情况。

（一）EQAS 样本类型

1. 单盲 EQAS 样本

实验室知道该样本是 WADA 的 EQAS 样本供应商提供的 EQAS 样本，但不知道样本的内容。

2. 双盲 EQAS 样本

实验室不知道该样本是 EQAS 样本，因为它是由测试机构提供的，与常规样本无法区分。

3. 教育 EQAS 样本

该样本可以作为开放样本（在这种情况下，EQAS 样本的内容是已知的）、单盲样本或双盲样本提供。其用于教育目的或数据收集。

（二）EQAS 样本数量、成分及测试程序

EQAS 样本包括 WADA 分多轮分发的至少 15 个单盲 EQAS 样本，以及通过各种测试分发的至少 5 个双盲 EQAS 样本，上述 EQAS 样本中至少有 3 个含有阈值物质。EQAS 样本可能含有或不含有禁用物质和 / 或禁用物质的代谢产物和 / 或禁用物质或禁用方法的标记物。除非 WADA 另有规定，否则与实验室对 EQAS 样本进行分析测试相关的所有程序应以类似于常规样本的方式进行。只有实验室标准操作程序中描述的经过验证的、适用的分析测试程序才能用于 EQAS 样本分析。

（三）EQAS 结果报告

制定 EQAS 的目的是确保所有实验室都能熟练执行其分析测试程序，并及时向 WADA 和测试机构报告有效结果。在向 WADA 提交 EQAS 结果之前，实验室不得与其他实验室就 EQAS 样本中存在或不存在的物质或含量进行沟通。

EQAS 结果报告包括单盲 EQAS 样本、双盲 EQAS 样本、教育 EQAS 样本报告结果，含有非阈值物质的 EQAS 样品的报告结果，含有阈值物质的 EQAS 样品的报告结果。

（四）实验室 EQAS 和常规分析测试性能评估

WADA 认可或批准的实验室 EQAS 和常规分析测试绩效体系是由实验室专家组开发的，目的是为实验室和试用实验室的运作制定一个透明且平衡的评估程序。它以相称性原则为基础，重点是提高实验室的分析测试能力，在实验室处于试用实验室的情况下，提高其获得 WADA 认证的准备程度。它的最终目的是保持大众对反兴奋剂实验室系统的信心，并加强该系统建设，使合规的运动员受益。

1. EQAS 结果评估

在单轮和连续 12 个月的时间内取得较好的 EQAS 表现，是保持 WADA 认可的必要条件。新的或 WADA 特定的分析测试程序在教育 EQAS 中的表现较差，可能会使实验室无法扩大其 ISO/IEC 17025 分析测试程序认证范围，无法进行其在常规分析

测试中的应用。在这种情况下，只有当实验室正确纠正了教育 EQAS 中发现的缺陷（由 WADA 确定），并且该方法在实验室的 ISO/IEC 17025 认证范围内时，实验室才能将 WADA 新批准的方法或程序用于常规样本分析。

在 EQAS 结果评估过程中，对阈值物质和非阈值物质的结果报告均有相应的要求，具体可参考《实验室国际标准》中相关章节的描述。当 EQAS 结果评估出现不满意的结果时，WADA 将根据实验室和试用实验室绩效评估评分表对实验室进行相应的罚分（表 4-1）。

表 4-1 实验室和试用实验室绩效评估评分

分析测试条件	不符合项	错误类型结果	罚分 *	行动和制裁
常规分析测试	假 AAF 且 对运动员造成影响	技术 / 方法错误 或 文书 / 行政错误	20	停止分析测试 和 暂停 / 分析测试限制
常规分析测试 或 EQAS	假 AAF 且 对运动员无影响	技术 / 方法错误	20	停止分析测试
		自我报告	−5	恢复分析测试
		适当且及时的 CAR	−10	
		不合格 CAR	+5	暂停 / 分析测试限制
		文书 / 行政错误	15	停止分析测试
		自我报告	−5	恢复分析测试
		适当且及时的 CAR	−10	
		不合格 CAR	+10	暂停 / 分析测试限制
	假 NF	假阴性发现	10	额外的 EQAS 样本
		自我报告	−5	
		适当且及时的 CAR	−5	
		不合格 CAR	+5	

EQAS 评估	后果		罚分
类固醇特征标记 |z 分数 **| ≥ 3.0	|z 分数	≥ 3.0 and CAR		
	4 ~ 7	不合格 CAR	2
		适当且及时的 CAR	1

续表

EQAS 评估	后果		罚分
类固醇特征标记 Iz 分数 **I ≥ 3.0	8～12	不合格 CAR	4
		适当且及时的 CAR	2
	13～18	不合格 CAR	6
		适当且及时的 CAR	3
	≥ 19	不合格 CAR	8
		适当且及时的 CAR	4
气相色谱 / 碳燃烧 / 同位素 质谱法测定	2.0<Iz 分数 I<3.0		0
	Iz 分数 I ≥ 3.0，不合格 CAR		5
	Iz 分数 I ≥ 3.0，适当且及时的 CAR		0
比重测定	Iz 分数 I ≥ 3.0，不合格 CAR		5
文件或技术问题	《实验室国际标准》、技术文件或技术信函不合格		2
	不合格 CAR		2
	逾期提交 CAR （截止日期后每 7 天）		1
	延迟报告单盲或双盲 EQAS 结果 （逾期 8～14 天报告）		2

评价	罚分	制裁
单轮 EQAS 总分	≥ 20	暂停 / 分析测试限制
为期 12 个月的双盲 EQAS 总分		
12 个月内例行分析测试的总分		
12 个月的总分 （单盲、双盲 EQAS 和常规分析测试）	≥ 30	

* 罚分中无 "+" "-" 的数字代表基础罚分，"+" 表示在基础罚分上额外追加罚分，"-" 表示在基础罚分上额外扣除罚分。

**z 分数，也叫标准分数，是一个观测或数据点值高于被观测值或测量值的平均值标准偏差符号数。z 分数根据以下公式计算，并取一位小数。

$$z = \frac{\bar{y} - \hat{y}}{\delta}$$

其中，$\bar{y}$是实验室重复测定的平均值，$\hat{y}$是赋值，δ是目标物的标准差。

2. 实验室性能评估

（1）假 AAF。对于任何单盲或双盲 EQAS 样本，或在实验室进行的常规分析测试过程中，不接受假 AAF 结果。

在常规分析测试时，实验室发现假 AAF 结果须立即通知 WADA，或 WADA 鉴定出实验室报告的 AAF 结果有误，也应立即通知实验室。出现假 AFF 后，实验室应立即停止受影响的分析测试程序或所有分析测试活动，并在 7 天内向 WADA 提供一份纠正措施报告（corrective action report，CAR）。实验室专家组应在 7 天内审查实验室的 CAR，并确定假 AAF 结果源于技术 / 方法错误还是文书 / 行政错误。若该假 AAF 结果对运动员造成影响，则 WADA 对实验室进行 20 分的罚分，实验室将会被暂停或受到分析测试限制的制裁（表 4-1）。若该假 AAF 结果未对运动员造成影响，根据造成假 AAF 结果的不同原因会有不同的罚分，技术 / 方法错误罚 20 分，文书 / 行政错误罚 15 分，实验室将停止分析测试，但是在实验室先于 WADA 发现假 AAF 结果的情况下，将会从基础罚分中相应扣除 5 分，提供合格的 CAR 也会减少 10 分的罚分，实验室则恢复分析测试；不合格的 CAR 则会追加罚分，实验室会被暂停或受到分析测试限制的制裁。

若在 EQAS 期间报告了假 AAF 结果，WADA 将立即开始调查，以确定假 AAF 结果来源。如果确定假 AAF 是由 EQAS 样品提供方或检测机构的错误引起的，WADA 将通知实验室，实验室无须采取进一步行动。如果 WADA 的调查表明，假 AAF 是由于实验室在对 EQAS 样品进行分析测试时犯的错误造成的，WADA 应尽快通知实验室。实验室应在接到 WADA 通知后 15 天内提供一份 CAR，包括对错误结果的根本原因分析，以及为纠正错误结果而采取的纠正措施。WADA 对实验室的罚分和行动制裁参考表 4-1。

（2）假 NF。实验室未能在单盲或双盲 EQAS 样本中或在常规分析测试中识别和 / 或报告禁用物质和 / 或其代谢物或禁用物质或禁用方法的标记物，将被视为假 NF 结果。此时 WADA 应尽快通知实验室，且立即展开调查，以确定假 NF 是否是实验室分析测试过程出现错误的结果。若假 NF 结果是由于与实验室分析测试过程相关的错误而发生的，则实验室将根据积分表被处以 10 分的处罚。但是，如果实验室首先通知 WADA 和发现假 NF 结果，则实验室将从最初分配的 10 分罚分中扣除 5 分，合格和不合格的 CAR 将分别在基础罚分上相应地扣除 5

分和追加 5 分。假 NF 结果的报告，无论是否与常规分析测试或 EQAS 有关，或是否导致实验室的 WADA 认证或分析测试限制暂停，都可能引发 WADA 对实验室的评估，并要求实验室分析额外的 EQAS 样本（表 4-1）。

3. 实验室总体评估

WADA 应评估每轮 EQAS 实验室的 EQAS 表现绩效，以及实验室常规分析测试的绩效，并根据表 4-1 对不合格或未能执行的情况进行扣分。EQAS 和常规分析测试罚分累积达到允许的最高数值时，实验室专家组将向 WADA 执行委员会主席提出建议，对实验室实施分析测试限制或暂停实验室的 WADA 认证。

当实验室受到分析测试限制时，其仍可运行（除了分析测试限制下的活动），实验室在分析测试限制期间进行的评估与其他任何全面运行的实验室一样。与分析测试限制无关的任何罚分，在实施分析测试限制之前累积或在分析测试限制期间（12 个月内）进一步累积，将在取消分析测试限制后结转。在解除分析测试限制后，与分析测试限制相关的任何罚分都将被取消。

当实验室的 WADA 认证被暂停时，如果该实验室累积了 EQAS 中允许的最大处罚分数，且实验室在暂停期结束前无法纠正问题，则实验室专家组应向 WADA 执行委员会主席提出建议，将实验室的暂停期再延长 6 个月，或延长至实验室能够满意地纠正所有发现的问题。如果被暂停的实验室在延长的暂停期内（超过最初的 6 个月）累积了允许的最高罚分，那么实验室专家组可向 WADA 执行委员会建议撤销该实验室的认证。任何导致暂停的累积罚分，或在暂停期间通过实验室参与单盲 EQAS 而进一步累积的罚分，在恢复其 WADA 认证后重置为 0。

第三节　兴奋剂检测技术

兴奋剂检测始终是反兴奋剂工作中的重点之一。从《禁用清单》中禁用物质和禁用方法的变化可以看出，兴奋剂的种类和数量越来越多，这对兴奋剂检测提出了更高的要求。随着检测仪器的发展和跨学科研究的深入，兴奋剂检测技术越来越先进、专业，提高了检测效率和检测结果的准确性和权威性。时至今日，主流的兴奋剂检测技术主要有质谱检测、生化分析等，新兴技术包括干血点技术、组学技术等。此外，还有处于科研探索阶段的方法，如电化学技术、荧光检测方法等。

一、质谱检测技术

（一）概述

质谱法是通过离子化技术将待测物质转化成气态离子，利用不同离子在电场或磁场中运动行为的不同，把离子按质荷比（m/z）分离，记录离子相对丰度对其质荷比变化的影响来进行定量、定性分析，以及研究分子结构的一种分析方法。离子相对丰度与质荷比变化的函数关系，通常用质谱图表示（图4-2）。

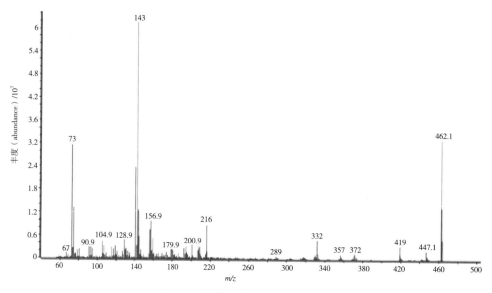

图 4-2　甲基屈他雄酮衍生化质谱图

资料来源：景晶，王杉，刘欣，等 . 甲基屈他雄酮在人体内的代谢产物研究［J］. 药物分析杂志，2020，40（4）：644-650.

质谱法创始于1906年，由现代质谱学之父汤姆逊（Thomson，英国）发明。20世纪40年代前，质谱法主要用于同位素的分离测定，即同位素质谱法。20世纪50—70年代，随着气相色谱－质谱联用技术的出现，有机质谱法发展迅速，被广泛用于测定有机化合物的分子量和结构，由此，质谱技术开始应用于兴奋剂检测，主要用于对甾体类兴奋剂的鉴定。20 世纪 80 年代，软电离技术如快原子轰击电离源、电喷雾电离源及基质辅助激光解析电离源的相继问世，以及液相色谱 – 质谱联用、质谱 – 质谱联用仪器的出现，有机质谱法开始拓展研究热不稳定及生物大分子化合物，如蛋白质、核酸、多糖、多肽等，从而进入生命科学领域。与此同时，生物质谱技术也迅速发展起来，为小分子、大分子类型兴奋剂的检测提供了有力工具。目前，质谱法已成为生物、化学、医学、药学、食品、环境、毒物学等领域进行分析和科学研究不可或缺的技术手段，尤其是在兴奋剂检测领域占有一席之地，这主要归功于质谱法的以下特点。

（1）灵敏度高，一般一次分析可以测定 10^{-8}mol 以下物质的量。

（2）分析速度快，几分钟之内即可完成测试，可以与气相色谱和液相色谱联用，易实现自动化。

（3）分析范围广，既可用于气体、液体及固体样品分析，也可用于热稳定和热不稳定化合物分析。

（4）信息量大，可提供大量的结构信息和被测物的分子量。

（二）兴奋剂检测领域中的色谱 – 质谱联用技术及其应用

1964 年，国际奥委会在奥运会上首次试行兴奋剂检查，采用尿样检查。1989 年，国际滑雪联合会在世界滑雪锦标赛上开始血样检查。因而兴奋剂检测的样品多为运动员的尿样和血样。由于尿样中禁用物质浓度高、采样方便，且对运动员无伤害，所以尿样是常规检测中最常见的样品。然而，即使对这些基质样品进行检测前处理，其样品里的成分仍然是复杂的。

质谱法的优势在于能够获得被测化合物的分子量、元素组成、分子结构等信息，具有很强的定性和结构分析能力。但质谱法不适于多组分混合物的定性分析，它对样品纯度要求较高，由于杂质会干扰待分析物的质谱图，所以须先对混合物进行分离处理，再利用质谱法进行测定，从而发挥质谱法鉴定专属性的特长。而色谱法具有高效的分离能力和很高的灵敏度，能够将复杂样品中的各组分分离，特别适合进行有机及生物物质的定量分析，而定性分析比较困难。因此，两者的有效结合可以使复杂生物基质中的微量成分被精确测定，色谱 – 质谱联用技术的蓬勃发展，极大地促进了兴奋剂检测手段的进步。目前，数百种药物及其代谢物，如蛋白同化制剂、肽类激素、β_2激动剂、激素及代谢调节剂、利尿剂和其掩蔽剂、刺激剂、麻醉剂、大麻（酚）类、糖皮质类激素、β 阻断剂等，都是基于色谱分离结合质谱法进行筛选和确证的，主要是气相色谱－质谱联用仪（gas chromatography-mass spectrometry，GC-MS）和液相色谱－质谱联用仪（liquid chromatography-mass spectrometry，LC-MS）。

1. GC-MS 技术的应用

GC-MS 利用气相色谱作为质谱的进样系统，对复杂的化学组分进行分离，利用质谱仪作为检测器，进行定性和定量分析，主要用于分析沸点较低、热稳定性较好的化合物。慕尼黑 1972 年奥运会上，兴奋剂检测实验室首次使用 GC-MS 对兴奋剂进行检测。随着 GC-MS 技术的长足进步，洛杉矶 1984 年奥运会使用了 7 台 GC-MS（HP5996），其中 6 台用于 1510 份尿样中类固醇类兴奋剂的筛选和确证，其余 1 台用于其他违禁物质的确证。汉城 1988 年奥运会采用了 12 台 GC-MS 和 1 台大型 GC-MS。

高分辨质谱（high resolution mass spectrum，HRMS）是选择离子的精确质量进行测量的技术，因此可以避开其他具有相同整数质量的离子干扰，极大地降低了化学噪声，提高了测量的信噪比。比起常规的 GC-MS，气相色谱－高分辨质谱联用（gas chromatography-high resolution mass spectrum，GC-HRMS）的灵敏度和抗干扰能力都有很大提高，在低浓度生物样品的检测方面具有独特的优势。GC-HRMS 技术首次使用在 1993 年德国斯图加特举行的世界田径锦标赛中。亚特兰大 1996 年奥运会上，共有 2847 份尿样使用 3 台 GC-HRMS 联用仪进行初筛，且第 1 次报告检出 1 种新的免疫刺激剂——布罗曼坦。从 1997 年开始，国际奥委会在每年的年度复试中增加 3 个低浓度样品的检测，从而使其认可的兴奋剂检测实验室具备从尿中检测出浓度为 1～2 纳克／毫升（ng/mL）的某些药物（主要为类固醇类药物）的能力。20 世纪 90 年代，采用 GC-HRMS 技术检测低浓度尿样已成为各兴奋剂检测实验室普遍认可的方法，但是该仪器价格昂贵，在一定程度上限制了其应用发展。

我国兴奋剂检测实验室在 2000 年 3 月引进 GC-HRMS 联用仪，并对国际奥委会复试要求的 5 种药物：5β－四氢甲睾、19-去甲雄酮、3'－羟基康力龙、四氢表大力补、克仑特罗作了初步研究，建立了这 5 种药物的常规检测方法，检出

限由原来的 10ng/mL 降低到 1～2 ng/mL。此外，还采用 GC-HRMS 技术建立了
人尿中包括诺龙、宝丹酮、美雄酮等在内的 21 种兴奋剂检测方法。样品经液液
萃取、浓缩、三甲基硅烷化衍生，利用 GC-HRMS 及多离子检测技术可同时检测
21 种兴奋剂。按照 WADA 认可实验室方法验证程序进行验证，该方法对 21 种兴
奋剂的检出限均在纳克 / 毫升水平；回收率为 66%～103%，回收率的相对标准
偏差小于 10.0%。对 3 个不同浓度下样品定量检测的精密度进行测试，测试结果
表明，精密度 RSD 分别低于 9.5%、10.0%、9.7%。

悉尼 2000 年奥运会首次引进了气相色谱 – 燃烧炉 – 同位素比质谱（gas
chromatography combustion isotope ratio mass spectrometry，GC-C-IRMS）技术，用
于检测内源性类固醇制剂（表 4-2）。目前，同位素比质谱法已经成功地被应用
于确证内源性类固醇激素睾酮、双氢睾酮、脱氢表雄酮等制剂的使用。

表 4-2　1972—2008 年夏季奥运会气相色谱 – 质谱联用仪数量

时间 / 年	奥运会举办地	GC-MS/台	GC-HRMS/台	GC-C-IRMS/台
1972	慕尼黑	1	0	0
1984	洛杉矶	7	0	0
1988	汉城	13	0	0
1992	巴塞罗那	13	0	0
1996	亚特兰大	18	3	0
2000	悉尼	20	4	2
2004	雅典	20	4	2
2008	北京	22	4	3

当前，WADA 认可的实验室普遍采用气相串接质谱进行蛋白同化类激素的
初筛和确证。例如，比利时兴奋剂检测实验室利用气相色谱四级杆飞行时间质谱
技术建立了能够同时检测 294 种目标兴奋剂的筛选方法，包括利尿剂、麻醉剂、
β_2 激动剂、β – 受体阻滞剂、激素调节剂、蛋白同化制剂等，单次运行时间
只需 14.1 分钟，且该方法符合 WADA 的要求，可用于常规样品的兴奋剂筛选
（图 4-3）。我国则主要采用气相色谱 – 三重四极杆质谱技术，针对大部分蛋白
同化雄性类固醇类兴奋剂的初筛和确证，已建立人尿中包括脱氢氯甲睾酮、美雄
酮、司坦唑醇等在内的 44 种外源性蛋白同化类激素的确证方法。经验证，该方

法特异性、选择性良好，符合 TD 2015 IDCR 关于确证方法的要求。

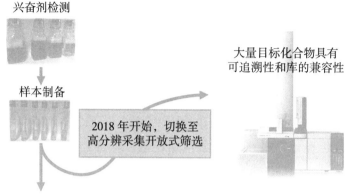

（a）比利时兴奋剂检测实验室利用气相色谱四极杆飞行时间质谱建立常规样
品的兴奋剂筛选方法

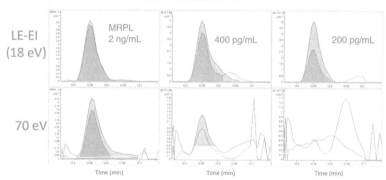

（b）尿样中不同浓度 6β-OH-4-氯脱氢甲基睾酮经气相色谱四极杆飞行时
间质谱与气相色谱-三重四极杆质谱方法分析对比

图 4-3　气相色谱四极杆飞行时间质谱

资料来源：Michael Polet, Wim Van Gansbeke, Peter Van Eenoo. Development and validation of an open screening method for doping substances in urine by gas chromatography quadrupole time-of-flight mass spectrometry [J]. Analytica Chimica Acta, 2018, 1042：52-59.

2. LC-MS 技术的应用

在兴奋剂检测领域中，作为质谱检测的前端分离手段，液相色谱常被用来分离那些不易于气化、极性、热不稳定和大分子化合物，即补充 GC-MS 检测不了的禁用物质，以达到高通量、快速及精准的检测目的。

汉城 1988 年奥运会上，兴奋剂检测实验室使用了 1 台大型 LC-MS 对兴奋剂进行检测。巴塞罗那 1992 年奥运会上，使用了 2 台粒子束接口的四极杆 LC-MS，很容易地检测出了 1 个刺激剂（mesocarb）的代谢物，由此显示了 LC-MS 技术的优越性。然而，当时的接口和离子化技术限制了液质 LC-MS 技术在常规检测中的广泛应用。进入 21 世纪，LC-MS 的离子化技术、接口，以及仪器的稳定性、重现性和灵敏度等方面都有了长足进步，同时计算机软件的发展使 LC-MS 操作界面更加方便使用。自此，LC-MS 技术在兴奋剂检测及研究中有了相当可观的应用前景。在雅典 2004 年奥运会上，首次将 6 台离子阱 LC-MS 引入糖皮质类固醇和某些类固醇类化合物的常规检测，共计 22 种目标化合物。北京 2008 年奥运会上，兴奋剂检测实验室首次在奥运会兴奋剂检测中全面使用 LC-MS 技术，既使用单四极杆 LC-MS 检测利尿剂，又使用串接四极杆 LC-MS 检测糖皮质类固醇和部分类固醇，以及其他目标化合物（表 4-3）。

表 4-3　1988—2008 年夏季奥运会液相质普联用仪数量

时间 / 年	奥运会举办地	LC-MS / 台
1988	汉城	1
1992	巴塞罗那	2
1996	亚特兰大	0
2000	悉尼	1
2004	雅典	6（离子阱）
2008	北京	5（单）+7（串）

目前，几乎所有类型的兴奋剂都可用 LC-MS 技术来检测。

（1）小分子兴奋剂的分析。由于糖皮质激素对运动员的竞技状态有提升作用，所以很早就被列入了 WADA 的《禁用清单》。雅典 2004 年奥运会上，首次将 6 台离子阱 LC-MS 引入糖皮质类固醇的常规检测。现在各国实验室已发展了 LC-MS 和 LC-MS-MS 技术，包括离子阱质谱、四极杆质谱、串联质谱甚至飞行时间质谱等技术，用以检测糖皮质激素。中国兴奋剂检测实验室在 2007 年建立了一种利用 LC-MS 技术检测 12 种糖皮质激素的方法，该方法可以在 6 分钟内快速测定人尿中的曲安奈德、泼尼松、氟氢可的松、泼尼松龙、氟甲松、倍他米松、地塞米松、甲基泼尼松龙、倍氯米松、布德松、待索利德、氟尼缩松，检出限低于 5 ng/mL。

利尿剂是一类常用于重量项目运动的兴奋剂，并且有稀释尿液的作用，在赛内、赛外均被禁用。LC-MS 技术可以对利尿剂进行检测。例如，使用 LC-MS-MS 建立人尿中阿佐塞米、氢氯噻嗪、布林佐胺、多佐胺和喹乙唑酮的检出方法：将尿样用同体积的 5% 乙酸铅水溶液沉淀蛋白质并离心后，将上清液用多反应监测模式进行定性和定量分析。上述利尿剂的色谱保留时间、检出限、定量限和线性范围如表 4-4 所示。

表 4-4　5 种利尿剂的色谱保留时间、检出限、定量限和线性范围

利尿剂名称	色谱保留时间 / 分钟	检出限 / （纳米/毫克）	定量限 / （纳米/毫克）	线性范围 / （纳米 / 毫克）
阿佐塞米	9.3	1.0	3.0	3.0～700
氢氯噻嗪	9.6	0.5	1.5	1.5～1000
布林佐胺	7.0	1.0	3.0	3.0～4000
多佐胺	1.9	2.0	6.0	6.0～5000
喹乙唑酮	4.7	2.0	6.0	6.0～5000

刺激剂也是竞技体育中的一种禁用物质。现代的 LC-MS-MS 技术无须更多的样品前处理步骤，便可实现刺激剂的直接检测。例如，中国兴奋剂检测实验室采用液相色谱 - 动态串联质谱技术，建立和验证了同时检测人尿中 120 个刺激剂、利尿剂和其他禁用物质的方法。与传统的质谱多反应监测（multiple reaction monitoring，MRM）模式相比，使用动态 MRM 模式采集数据时，色谱峰形能得到有效改善，检测灵敏度大幅提高，所有筛查禁用物质的检测限均满足 WADA 技术文件的要求，为兴奋剂检测技术的发展和完善奠定了科学基础。

除以上小分子外，LC-MS 还可以灵敏、有效地检测部分蛋白同化雄性类固醇、β_2 激动剂、麻醉剂、大麻酚、β - 阻断剂、选择性雄激素调节剂和雌激素活性制剂等禁用药物。此处不作一一介绍。

（2）大分子兴奋剂的分析。在兴奋剂检测领域，LC-MS 法不仅可以检测刺激剂等小分子兴奋剂，也可以对肽类激素和蛋白质等大分子兴奋剂进行检测。例

如，采用固相萃取纯化，并通过 LC-MS-MS 测定生物液体（如尿液）中含有的小肽，已成为兴奋剂检测领域中常用的方法。北京兴奋剂检测实验室对该方法进行了改进，采用直接进样的前处理方法，结合超高液相色谱 – 组合型四极杆轨道阱（orbitrap）质谱技术，建立了简单、高效、灵敏地检测人尿中 42 种小肽类禁用物质的方法。被检测的小肽类禁用物质涵盖《禁用清单》中的生长激素释放肽、生长激素促分泌素、促性腺激素释放素、生长激素、生长因子及生长因子调节剂等分类的定性物质、片段及代谢物。在最低要求检测浓度下，该方法均可以正确检出尿样中的小肽类目标化合物，可满足 WADA 的相关技术文件要求。随后，为了在常规检测中涵盖更多的小肽类禁用物质，实验室通过固相萃取与原尿直接进样的前处理方式，采用基于平行反应监测模式的超高液相色谱 – 组合型四极杆质谱技术，建立了同时检测尿样中 48 种小肽类兴奋剂的方法。方法学考察表明，该方法具有较好的选择性及可靠性，且简便、灵敏，可在常规中使用。

二、生化分析技术

生物化学是研究生命物质的化学组成、结构及生命过程中各种化学变化的基础生命科学，是生命科学的重要组成部分。生化技术是指在生物化学及其相关学科中应用的各种技术，主要指生物体内物质及其代谢产物，特别是生物大分子的分离、检测、制备与改造技术，是生命科学研究的主导技术。随着生物化学的发展，生化技术取得了许多重大进展，应用广泛。下面就兴奋剂检测领域的常用生化分析技术进行介绍。

（一）免疫分析法

免疫分析法是以抗原与抗体的特异性免疫反应为基础，用已知抗原或抗体检测样品中相应的抗体或抗原，对免疫细胞及其膜分子、免疫分子（如抗体、补体、细胞因子等）、抗原（微生物、激素、毒素、药物等）等免疫相关物质，进行体外定性、定量或定位检测的方法。在反兴奋剂领域中，免疫分析法能够用于禁用药物的检测，且主要被应用于激素类兴奋剂的检测。目前大多数免疫分析法都是先对抗原或抗体进行同位素、酶、荧光等标记，再通过测定放射性、吸光度或发光强度，对抗原或抗体进行定性或定量测定。故常见的免疫分析法包括酶联免疫吸附法、放射性免疫分析法、化学发光免疫测定等。

20世纪60年代，放射性免疫分析法由于其简便易行、灵敏度强、检出限低等优点，被用于蛋白同化激素检测，且是当时唯一的用于大量样品的实际可行的方法，并被用于蒙特利尔1967年奥运会。由于放射性免疫分析法会出现交叉反应、假阳性反应，随着色谱技术分离能力的增强、质谱技术的完善，以及N-甲基-N-三甲基硅基-三氟乙酰胺衍生化的应用，放射性免疫分析法很快被GC-MS方法取代。目前，兴奋剂人绒毛膜促性腺激素（HCG）和重组人生长激素（rhGH）等均采用免疫分析法进行检测。

（二）电泳技术

电泳是在电场作用下各种胶体颗粒的迁移。带有不同电荷密度的生物大分子在电场的作用下会以不同的速度进行迁移，最终得以分开。通常使用凝胶作为支持介质进行电泳。凝胶既可以作为电泳缓冲液的内在支持物，又可以通过与蛋白质发生相互作用而积极参与分离过程。凝胶电泳是一种被广泛使用的蛋白质分离分析技术。通过电泳，能够获得样品组分信息，能帮助评估样品分子量和等电点及分布，因此电泳是蛋白质纯化过程中重要的检测手段。根据分离原理命名，有等电聚焦、免疫电泳等；根据凝胶介质命名，有聚丙烯酰胺凝胶电泳、琼脂糖凝胶电泳等。兴奋剂检测领域中常用的电泳技术包括十二烷基硫酸钠-聚丙烯酰胺凝胶电泳（SDS-PAGE）等电聚焦电泳。

1990年，雷夫·威德（Leif Wide）通过研究发现，rHuEPO的氨基酸序列虽然与内源性EPO完全相同，但是rHuEPO与内源性EPO所带电荷不同，这可能是由于其糖结构上唾液酸残基数量不同。因此，rHuEPO与内源性EPO的等电聚焦凝胶电泳行为会有所差别，这就给凝胶电泳法分离rHuEPO和内源性EPO带来了可能。2000年，法国反兴奋剂实验室的弗朗索瓦兹·拉斯内（Francoise Lanse）等人建立的等电聚焦配以半干免疫印迹及化学发光法带来了EPO检测方法的重大突破，使区分外源性和内源性EPO成为可能，并首次将EPO检测纳入各国常规检测方法中。但该方法始终存在某些不足，如操作烦琐、条带不清晰、干扰因素多等。

三、新兴技术

除上述技术外，近年来兴奋剂检测领域也出现了一些新的技术方法，如干血点（dried blood spot，DBS）技术、组学技术（蛋白质组学、代谢组学）等，尤其是 DBS 技术已成功落地实施，本节将重点学习。

（一）DBS 技术

DBS 技术是将微量血样保存在滤纸上，干燥后储存并用于疾病筛查和检测分析的技术。早在 1963 年，美国微生物学家罗伯·盖斯瑞（Robert Guthrie）提出采用细菌抑制法来进行血液中苯丙氨酸的半定量测定，并建立了 DBS 技术，即从脚后跟采集微量血样，收集在卡纸上，用于诊断新生儿苯丙酮尿症。这种采集方法易于储存和运输，适用于大规模人群的筛查。自此，DBS 技术得到了广泛应用，主要用于代谢相关疾病的筛查、药物动力学研究及新生儿筛查等（图 4-4）。

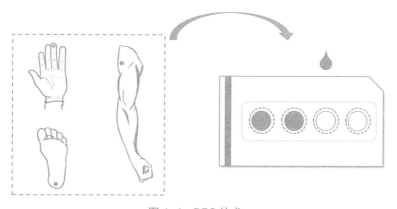

图 4-4　DBS 技术

DBS 技术具有以下优点：样本采集简单，可在手指或手臂上采集血点，采集方法对运动员友好，能减少其痛苦；需要的血液量小，通常为 20～100 μL；样本采集不受性别限制，不侵犯隐私，无须专业的医学技术人员；样本易于保存和运输，需要的储存空间更小，可在室温下储存数周至数年，运输费用低，甚至可邮寄；便于更好地保持样本的稳定性，利于兴奋剂检测。DBS 技术被反兴奋剂业内人士寄予厚望，认为 DBS 技术可作为兴奋剂检查、检测的一种新技术，成为常规尿检、血检的重要补充手段，从而展开更大规模、更大覆盖面的检查和检测，能够起到更强的威慑作用，更有力地打击使用兴奋剂的违规行为。

2019 年，中国反兴奋剂中心与国际奥委会、WADA、国际检查机构和美国反兴奋剂机构等共同创立创新性、革命性的反兴奋剂技术——国际DBS项目，这是我国首次在反兴奋剂领域全方位参与的创新项目。经过近2年的研究，北京兴奋剂检测实验室率先建立了一种利用DBS技术直接检测睾酮酯的方法，并通过了ISO 17025质量管理体系的认可。与以往的外源性睾酮酯检测相比，该方法具有快速、灵敏、高效的特点，已成功试用于东京奥运会中国体育代表团和陕西全运会的兴奋剂筛查中，且在北京冬奥会上正式投入应用，完成其成为兴奋剂常规检测手段的大赛"首秀"。

DBS技术检测方法通过认证后，中国反兴奋剂中心的科研人员仅用1个月便制作出了第一代符合技术文件要求的器材。有关人员对不同项目运动员进行不同采血位置（指尖/上臂）的器材测试，通过确定符合WADA干血点样本采集技术文件规定采血量的样本收集方式，同时对运动员和检查官对于不同采血位置的偏好和器材的使用感受进行分析，以确定并推广兴奋剂检查过程中最合适的DBS样本采集器材。该器材在东京奥运会、北京冬奥会中国体育代表团和陕西全运会兴奋剂筛查中投入使用，对于实现中国体育代表团干干净净参赛、公平竞赛胜利具有很强的现实意义。随后，DBS项目组与浙江大学微流控芯片技术领域的专家团队、中国医疗器械有限公司、浙江奥泰医疗科技有限公司等单位合作研制了更加智慧的DBS检查器材"贝壳"，并于北京冬奥会和冬残奥会期间正式使用（图4-5）。

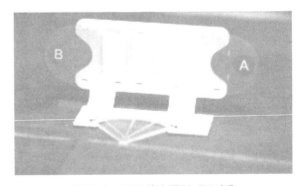

图4-5 DBS检查器材"贝壳"

（二）组学技术

组学是最近几十年发展起来的新学科，主要包括基因组学、蛋白组学、代谢组学、转录组学、脂质组学、糖组学等。其中，基因组学、转录组学、蛋白组学和代谢组学共同构成了"系统生物学"。组学技术的基本思路是通过研究成千上万的DNA、RNA、蛋白质或者代谢物等物质，找出与某一生命过程相关的特征DNA、RNA、蛋白质或者代谢物，进而对某一目标进行评估。组学技术依托高通量、高分辨率、高精度的现代化分析仪器，通过海量数据处理，进行信息提取和结果分析，不仅对生命科学，特别是分子生物学的研究策略产生影响，而且在 21 世纪开始用于兴奋剂控制。蛋白质组学、代谢组学、基因组学和转录组学，在理论上为发现生物标志物间接检测禁用物质和禁用方法的滥用提供了理想平台。

思考题

1. 兴奋剂检测的原则有哪些？检测难点有哪些方面？
2. 与兴奋剂检测相关的条例和国际标准有哪些？
3. 请简述运动员生物护照的作用。
4. 兴奋剂主流的检测技术包括什么？
5. 请简要描述 DBS 技术的作用机理，并阐述其优点。

第五章

兴奋剂防范

兴奋剂防范
三品、运动员责任义务

治疗用药豁免
运动员权利

当前反兴奋剂形势严峻复杂，故意使用兴奋剂、误服误用导致兴奋剂违规、违反行踪信息管理规定等时有发生。一旦发生兴奋剂违规，不仅运动员个人的职业生涯会遭受重大打击，还可能成为引发国际舆情的催化剂，危害国家和民族的形象。因此，本章从防止误服误用、反兴奋剂责任和义务、治疗用药豁免与运动员的权利，以及宣传与教育等方面，浅谈兴奋剂防范，并使读者进一步意识到，反兴奋剂工作是守护体育事业健康发展的生命线。

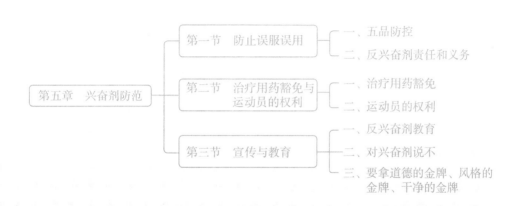

第一节　防止误服误用

根据"严格责任"原则，确定兴奋剂违规行为不考虑是否为运动员的个人过错，也就是说，一旦发生兴奋剂阳性，不管是故意使用，还是误服误用，运动员都要承担后果、受到处罚。作为一种特殊职业，运动员要对自己摄入的物质和使用方法负责，误服误用不能成为逃避处罚的理由。

一、五品防控

长期以来，无论国内外，运动员食源性、药源性兴奋剂阳性事件均时有发生。其主要原因既有运动员擅自外出就餐误食受污染食品，又有误服含禁用物质的药品和营养品。因此，如何有效防止兴奋剂误服误用是运动员在日常生活、训练比赛和伤病治疗中需要特别注意的事情。对于一名专业运动员来说，吃饭、喝水都不是小事。

加强五品防控是有效控制运动员兴奋剂风险的重要举措，其中，需尤为重视三品防控，"三品"指食品、药品和营养品，还有"两品"为饮品和化妆品。按照是否以治疗为目的和是否可食用，五品防控可划分为食源性兴奋剂风险防控、医源性兴奋剂风险防控、化妆品兴奋剂风险防控。

（一）食源性兴奋剂风险防控

日常食品、不含酒精等刺激物的饮品，以及营养品和绝大多数的保健品都属于食源性兴奋剂风险防控的范畴，是我们要特别小心的兴奋剂陷阱。

1. 食品

食品中含有兴奋剂的原因为有的食材天然含有禁用物质成分，有的食品会被污染或非法添加兴奋剂。食材本身的天然成分，就是指这个食材天生含有某种禁用物质，如胡椒、花椒、香叶等香料，以及莲子和释迦果都含有禁用成分去甲乌药碱。去甲乌药碱属于 β_2 激动剂，人吃了之后会心率加快，增加心肌振幅，从而提高运动能力。

运动员食用肉食品时也要特别注意。一般都要求其在运动员食堂就餐，不能像普通人一样随意下馆子、涮火锅、吃烧烤。随着食品科技的快速发展，各种化肥、激素及食品添加剂在种植、养殖和食品工业中被大量使用，致使一些含有兴奋剂的物质残留在食品中。因此，肉食品可能会被一种叫作"克仑特罗"（市场上俗称"瘦肉精"）的兴奋剂污染。瘦肉精并不单指克仑特罗，还包含一类拟肾上腺素的物质（β_2-肾上腺素受体激动剂），如沙丁胺醇、福莫特罗、非诺特罗等，但因为克仑特罗效果最好而最负盛名。

20 世纪 80 年代初，研究发现大剂量的克仑特罗用在饲料中，可以促进猪等家畜的蛋白质合成，加速脂肪转化分解，提高瘦肉率，所以被称作瘦肉精。有关药品和商品还包括盐酸克仑特罗、克喘素、氨哮素、氨必妥、氨双氯喘通等。适当剂量的克仑特罗的短期效果类似刺激剂，能使心率加快、血压升高，临床上是一种支气管扩张剂。长期大量使用，有类似蛋白同化制剂的作用，能够促进合成骨骼蛋白质，减少脂肪囤积，增加肌肉含量，提升肌肉力量。

饲料里添加瘦肉精，会显著提高猪、牛、羊等的瘦肉率，包括增长起来的纯瘦肉和减掉的脂肪，而不必增加相应的饲料，同时能缩短家畜的生长周期，显著降低养殖成本，因此这对养殖户形成巨大的利益诱惑。

作为饲料添加剂，瘦肉精使用剂量要达到人用药剂量的 10 倍以上才有效果。因为用量大、使用时间长、代谢慢，使它在家畜体内特别是肝脏处残留量很大。这种物质易被人体吸收，胃肠道吸收快，15～20 分钟便能发挥作用。即使是残留在动物中的瘦肉精，通过饮食进入人体，也会对人体造成严重伤害。症状有类似于帕金森症的四肢肌肉震颤、面颈部骨骼肌震颤，可引起代谢紊乱、血钾降低，积蓄中毒还可引起心室早搏、心动过速、心律失常等心脏反应。

20 世纪 80 年代末，欧美国家就禁止在饲料中添加瘦肉精。1997 年，瘦肉精在我国也被明令禁止。尽管瘦肉精作为一种化学物质在医学上有药用作用，但由于其巨大的商业利益引发了公众健康危险，我国从 2009 年开始，全面停止克仑特罗片剂在国内的生产、销售和使用。然而，由于利益诱惑巨大，作为一本万利的买卖，对家畜滥用瘦肉精的违法行为仍然屡禁不止，每年都会有运动员因为瘦肉精而中招。

瘦肉精残留量大，且一般的烹饪加热方法不能破坏其结构，如果运动员不注意饮食，如随意吃路边摊等，甚至家里不留意买到了含有瘦肉精的肉类，就很容易中招。可见，运动员无论外出用餐，还是回家吃饭，都是有风险的，而集中在运动员食堂就餐才是最安全的。

2014 年 3 月，某省田径队队长李某某，赛前检测出克仑特罗阳性。但是，他一直特别遵守规定，在指定运动员食堂就餐，特别作为队长，他的任务之一就是监督其他运动员集中就餐。那么，他是怎么摄入克仑特罗的呢？原来，他的家乡有吃送行饺子的习惯，他的岳母在赛前，坚持要包饺子给他送行，因此，在出发比赛的前一天吃过午餐后，他又到岳母家吃了顿牛肉馅的饺子。后来的检测结果证明，包饺子的牛肉馅中检出了克仑特罗残留。正是这顿饺子，导致了阳性结果，使他本人受到警告和罚款，他的教练和所在单位也受到了处罚。

巨大的经济利益使市场上存在非法添加盐酸克仑特罗的违法行为，且屡禁不止。由于误食事件大多源自运动员在外出、回家、旅途等情况下的就餐行为，因此运动员应当遵守相关规定，在运动员食堂或指定用餐地点等能保证食品来源安全的场所用餐，不私自外出就餐或点外卖，尤其注意不食用动物内脏和外来的肉食品。当外出必须用餐，而又无法确保肉食品安全时，要有意识地调整饮食结构，优先食用鱼类、海鲜、蛋、蔬菜、水果等食物，避免食用牛肉、羊肉、猪肉等存在较大克仑特罗风险的肉类。

2011 年墨西哥世青赛，24 支参赛队伍中，有 19 支队伍 109 名球员克仑特罗检测呈阳性，占全部抽检球员的 52.4%。不过 WADA 和国际足球联合会在调查后共同认定，这是一起因食用受污染肉类引发的误服误用事件。值得一提的是，墨西哥运动员在比赛期间被严格限制食用肉类食品，因此没有一人出现在阳性队员名单里。如图 5-1 所示，在 2020 年中国反兴奋剂中心检测的 2687 份肉类样品中，有 22 份含有禁用物质；在 298 份营养品样品中，有 8 份含有禁用物质。

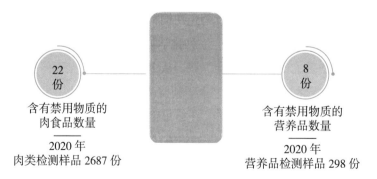

图 5-1　2020 年中国反兴奋剂中心检测肉类和营养品样品数

2. 营养品

营养品主要指营养补充型的食品，用于补充人体膳食摄入不足而缺乏的营养成分，以改善身体的营养状况，调节人体的机能，常见的有维生素和蛋白粉等。运动员经常会被推荐使用运动营养品，但实际上，营养品并不能超常提高其运动表现力。

营养品通常由高纯蛋白、乳清蛋白、糖、大量维生素、矿物质、电解质等多种物质混合而成，成分复杂，比例各异，但都不应含有《禁用清单》中的禁用物质。能超常提高成绩的营养品中一定添加了兴奋剂物质，而未明确标出。实际上，市场上销售的一些营养品，有些会添加少量激素类物质以提高功效。而配方表中常常略去这些违禁成分，再加上不正规的生产销售渠道，使营养品里出现兴奋剂陷阱，因此运动员要特别注意，营养品并不是提升成绩的"万能灵药"。由于运动员的运动量大于普通人，训练时可能产生过大的营养成分消耗，所以适当补充维生素、微量元素、电解质等物质是完全必要的，也是正常的生理需求，但千万不能对营养品寄予太高期望，避免产生过度心理依赖。

3. 饮品

误服误用饮品也可能导致兴奋剂违规，如一些饮料、减肥食品，经常能检测出刺激剂、利尿剂。尤其是减肥产品，几乎无一例外地添加了利尿剂来增强效果。2018 年，中国女子曲棍球队门将李某某被国际曲棍球联合会禁赛 1 年。原因是其尿检中发现了违禁药物——西布曲明，该物质经查来自 DL 瘦身咖啡，其添加的西布曲明并未在包装上标明。因此，一方面，运动员要对摄入体内的物质保持高度警惕，提高对兴奋剂的认知；另一方面，有关部门要加强对饮品的监管力度，要求其明确标注成分。此外，在反兴奋剂工作中，教育运动员了解各种可能出现的兴奋剂误服误用风险，使其在饮品摄入方面保持谨慎，也是至关重要的。例如，提醒运动员不能使开封过后的饮品离开自己的视线，历史上曾经发生过运动员未喝完的饮料里被投放兴奋剂，致使该运动员尿检阳性而被禁赛的案例。

（二）医源性兴奋剂风险防控

无论是中药还是西药，都有可能含有《禁用清单》中所述的禁用物质。而运动员又是特殊人群，除特殊疾病治疗外，绝对不能服用含有兴奋剂的药物，因此运动员服药需要特别小心。例如，感冒在很多人看来就是小病，随便吃点药就行，认为中草药是天然药物没有什么问题。但其实这些药中都可能含有兴奋剂，私自服药均有风险。

常见病最容易误服的药物主要集中在抗感冒药、止咳平喘药、胃肠药三类，以及外用治疗损伤的药物。例如，麻黄碱类药物具有镇咳、扩张气管、缓和鼻黏膜充血的作用，且容易被消化道吸收，短时间可排出体外，因此大多数治疗感冒的药物都含有这类成分。但麻黄碱、伪麻黄碱等药物均属于禁用物质中的刺激剂，具有兴奋作用，是运动员赛内不能服食的兴奋剂。

有些运动员误以为天然中草药，没经过化学处理，应该没有兴奋剂成分，其实不然，天然中草药也会含有兴奋剂物质，如胎盘（紫河车，在中国已被禁止作为药物使用）含有绒促性腺激素、鹿茸含有性激素成分（普拉雄酮）、马钱子中含有士的宁等。还有一些"天然"药物，其实并不天然，它们可能含有在标签上未标明的成分。我国兴奋剂检测实验室曾经在一些所谓的纯中药制剂中，检测出非天然的违禁成分。

运动员不能抱有侥幸心理而私自服药，一定要在就医时明确自己的运动员身份，不能使用含有兴奋剂的药物。我国药品管理部门为了防止运动员误服含兴奋剂的药品，要求所有含兴奋剂成分的药物，都要在说明书或者标签中注明"运动员慎用"。因此，运动员在用药时，要仔细检查药品外包装上有没有"运动员慎用"的标识，同时可登录运动员安全用药查询系统，查询该药物成分是否含有禁用物质，进一步确认是否可以服用。此外，还可以请队医保存诊断结论、处方、用药剂量、用药方式及其他有关材料等。在接受兴奋剂检查时，运动员应详细、准确填写服药、营养品情况，若在境外可用汉语或拼音准确填写名称。

（三）化妆品兴奋剂风险防控

化妆品的兴奋剂风险，主要来源于人体可能通过皮肤吸收的化妆品中含有的《禁用清单》中的成分。与食品、药品、营养品相比，化妆品导致的检测结果阳性案例数量较少，但仍需注意。例如，去甲乌药碱这种药物牵扯的不仅是食物，还有一些护肤品和化妆品，运动员也不可以使用。这些产品里都添加了莲子、莲子心等天然植物成分，里面的禁用物质都可能通过皮肤被吸收。我国一位著名的竞走运动员曾被查出这种物质药检阳性，最后经调查溯源，是因为使用某个知名品牌的身体按摩乳中招的。

　　长久以来，国内外关于兴奋剂的防控主要集中在食品、药品、营养品等方面，对于化妆品中的兴奋剂防控，由于其禁用物质含量较低、皮肤局部吸收等特点，所以达不到兴奋剂监管的要求。化妆品涉及的兴奋剂主要是去甲乌药碱等天然植物成分，以及糖皮质激素、士的宁等化妆品禁用原料成分。一些高端化妆品中还含有人工合成激素，起到美白效果的同时，也增加了误用兴奋剂的风险。21世纪20年代以来，化妆品的兴奋剂检测得到了充分重视，有关团体标准已完成编制工作，并正式发布实施。

二、反兴奋剂责任和义务

严格责任原则

　　既然食品、药品、营养品有这么多兴奋剂风险，那么如果发生了误服误用被兴奋剂污染的食品、药品、营养品，造成兴奋剂违规，也要被处罚吗？这一点是肯定的，当然会被处罚。运动员要对自己摄入的物质负责，这涉及反兴奋剂中的严格责任原则。

　　严格责任是一个法学术语，又称"结果责任"。在英美刑法中，严格责任是一种无罪过责任，即只要行为人实施了造成危害结果的行为，不论其是否有罪过，均应当追究其刑事责任。简单来说，严格责任是指当加害人对受害人造成明显的损失时，即使加害人已经尽到一般人的合理注意义务，也应当对损害负责。严格责任的立法理由是全力打击某些特定的危害行为，它可以促使人们在从事有关社会活动时更加小心谨慎。

　　延伸到反兴奋剂领域，严格责任原则是指：反兴奋剂组织或机构证实运动员兴奋剂违规时，不需要证明运动员的意图、过错、疏忽或故意使用兴奋剂，但运动员要对自己摄入的物质和使用方法负责。也就是说，误服误用不能成为运动员逃避处罚的理由。

（一）运动员的反兴奋剂责任和义务

　　任何情况下，运动员本人都要为自己服用的物质及其产生的后果负责任。国际体坛曾经有一段愈演愈烈的"误服风潮"：一旦因营养品出现兴奋剂违规事件，运动员为了推卸责任，大多声称自己不知情或没有主观故意。

根据严格责任原则，运动员要对进入自己体内的一切物质负责。因此，反兴奋剂组织举证运动员方违反反兴奋剂规则时，没有必要论证是故意、过错、过失或明知故犯。

《条例》条款"10.5 在无过错或无疏忽的情况下免除禁赛期"的释义说明，无过错或无疏忽不适用于以下情况：（a）因标签错误或受污染的维生素或营养补剂而导致的检测结果阳性［运动员应当对其摄入的任何物质负责（条款"2.1 在运动员的样本中发现禁用物质或其代谢物或标记物"），并已被警告营养补剂可能受到污染］；（b）运动员的私人医生或体能教练在未向运动员透露的情况下对其施用禁用物质（运动员应当对其选择的医务人员负责，并有义务告知医务人员不得向其提供任何禁用物质）；（c）运动员的配偶、教练员或与运动员联系的其他当事人蓄意破坏运动员的食物或饮料（运动员应当对其摄入的任何物质负责，并对其委托他人获取食物和饮料的行为负责）。同时，《条例》提到，虽然根据特定案件的特殊事实，上述任何一种情况都可能依照条款"10.6 在无重大过错或无重大疏忽的情况下缩减禁赛期"的规定而减轻处罚。但运动员还应当注意的是，他们应对服用营养补剂的风险自负。除非运动员在服用受污染产品前已经高度谨慎，否则以无重大过错或无重大疏忽为由减轻处罚的做法很少适用于受污染产品的案件。因此，尽管历史上有不少的兴奋剂阳性被归因于滥用营养品，但在听证会上，不当使用营养品既不能作为兴奋剂违规的借口，又不能作为减轻处罚的理由。教练、医疗人员和运动员家人等辅助人员与运动员之间要互相负责，不得向运动员提供任何禁用物质和方法。

除此之外，运动员还具有以下责任与义务。一是随时准备接受检查。任何拒绝接受兴奋剂检查的运动员都将受到处罚。检查人员必须在检查通知单上明确说明情况，并尽快通知其所属协会或机构。二是举证责任。运动员对调查结果质疑时负有举证责任，应凭借有力的证据，举证在兴奋剂检查和样本分析过程中出现的违背有关国际标准的情况，积极揭发、检举其他兴奋剂违规情况。

（二）组织和辅助人员的反兴奋剂责任和义务

除了运动员本人外，相应组织和辅助人员也应当承担反兴奋剂责任和义务。

对于组织而言，我国《反兴奋剂条例》第十八条规定，实施运动员注册管理的体育社会团体应当加强对在本体育社会团体注册的运动员，以及教练、领队、队医等运动员辅助人员的监督管理和反兴奋剂的教育、培训。运动员管理单位应当加强对其所属的运动员和运动员辅助人员的监督管理和反兴奋剂的教育、培训。

对于辅助人员，我国《反兴奋剂条例》第二十三条规定，运动员辅助人员应当教育、提示运动员不得使用兴奋剂，并向运动员提供有关反兴奋剂规则的咨询。运动员辅助人员不得向运动员提供兴奋剂，不得组织、强迫、欺骗、教唆、协助运动员在体育运动中使用兴奋剂，不得阻挠兴奋剂检查，不得实施影响采样结果的行为。

多措并举织牢织密兴奋剂防控网

李颖川介绍，误服违规违禁食品、药品和营养品"三品"是产生兴奋剂问题的重要原因，为防止出现此类事件，杭州亚运会期间，实施了严格的教育准入，以提升运动员防范意识和能力；赛前发布了中国代表团允许使用的营养品清单和治疗药品清单，加强运动员训练基地食品安全管理；在运动员入村前后严格实施进村开封箱行李核查，对运动员治疗用药、营养品核查，行踪信息核查；严禁运动员外出就餐、食用外来及不安全的"三品"；体育总局联合市场监管总局、卫健委、农业部和亚组委等部门，切实保障亚运会官方场所食品和治疗用药安全。

李颖川表示，大型赛事反兴奋剂教育资格准入已经成为中国体育代表团的必修课，并获得亚洲奥林匹克理事会（Olympic Council of Asia，OCA）等多个国际组织的认可。杭州亚运会期间，WADA、OCA、中国反兴奋剂中心和杭州亚组委还联合开展形式多样的反兴奋剂教育拓展活动，得到各国和地区运动员和辅助人员的欢迎和喜爱。

相比奥运会，杭州亚运会项目众多，中国体育代表团在开展反兴奋剂工作过程中对所有项目既有统一要求，又针对不同项目采取有重点、针对性强的措施。李颖川介绍，赛前反兴奋剂专项督导"全覆盖""有重点"，对高危、非奥和社会项目重点督导，必要时采取"回马枪"式和"追踪"式督导；赛前在实施"全覆盖"三轮兴奋剂筛查的同时，针对使用兴奋剂高危险项目、非奥项目和社会项目加大赛前监控检查力度；赛事期间，结合各队伍前期督导和检查情况，针对性开展行李开封箱检查。

资料来源：林剑.全力推进"干净的国家队反兴奋剂生态体系"建设［N］.中国体育报，2023-10-06（1）.

【案例分析】

三品防控主要是指对食品、药品、营养品的风险防控工作。

运动员层面，通过严格的三品防控措施，运动员误服、误用含有违禁成分的食品、药品、营养品的风险大幅降低。例如，各运动队加强了对运动员宿舍内相关物品的检查和管理，以确保运动员使用的物品符合反兴奋剂规定，使运动员能够更加专注于比赛，不用担心因误服"三品"而导致兴奋剂违规。同时，经过一系列的宣传教育、专题学习等活动，运动员更加清楚地认识到"三品"问题的重要性，在日常训练和生活中能够自觉遵守相关规定，主动防范风险，显著提高对"三品"风险的防控意识。

赛事保障层面，亚运会期间，官方场所的食品、药品和营养品的安全得到了有力保障。相关部门对供应商进行了严格筛选和监管，以确保提供给运动员的"三品"质量可靠、安全无虞，为赛事的顺利进行提供了坚实的后勤保障。一旦出现"三品"相关的安全问题或兴奋剂违规事件，将会对赛事造成严重的负面影响。因此，严格的三品防控工作有助于维护亚运会的公信力和良好形象，使亚运会的比赛结果更具权威性和可信度。

三品防控是反兴奋剂工作的重要组成部分，对维护体育竞赛的公平性具有重要意义，有利于为体育事业的健康发展营造良好的环境。作为国际大型体育赛事，杭州亚运会的三品防控工作受到国际社会的关注。通过严格的管理和有效的措施，展示了我国作为主办国在体育赛事组织和管理方面的高水平，树立了良好的国际形象，提升了国家的国际影响力。

第二节 治疗用药豁免与运动员的权利

治疗用药豁免，又称医疗用药豁免，是反兴奋剂工作的重要组成部分，也是运动员享有公平参与体育运动等权利的重要保障。治疗用药豁免与运动员权利的保障，既是国家、社会对运动员生命健康的高度重视，对全体运动员公平参加体育运动权利最大限度的保障，又是对运动员用药的严格管理，确保不会损害其他同台竞技者的利益。

一、治疗用药豁免

运动员看病吃药可能造成兴奋剂阳性，构成兴奋剂违规，因此必须谨防医源性兴奋剂。当运动员生病，必须服用含有兴奋剂成分的药物来治疗时，运动员需要及时申请治疗用药豁免。

（一）治疗用药豁免的背景

自 1968 年开始实施兴奋剂检查以来，运动员一直被要求在任何情况下都不允许使用《禁用清单》中的物质和方法。因当时被列入《禁用清单》里的物质不多，运动员伤病治疗用药的问题并不突出。然而，20 世纪 80 年代，随着反兴奋剂力度不断加大，被列入《禁用清单》中的药物不断增加。特别是 1985 年以来，一些肽类激素、利尿剂、糖皮质激素和 β - 阻断剂被列入《禁用清单》后，许多运动员不得不因此中断治疗，如糖尿病患者需要注射的胰岛素，就属于违禁物质。这种情况下，运动员有病不敢看，这遭到了确有伤病、需要使用某种禁用物质治疗的运动员的抗议，也引发了许多纠纷和诉讼。在此背景下，治疗用药豁免应运而生。

20 世纪末，出于尊重运动员人身权利的考虑，国际奥委会提出了"治疗用药豁免（TUE）"的概念。1998 年，国际奥委会对一些禁用物质的医疗性使用做出了具体规定：如果停药，运动员的健康将会受到严重危害；服用药物并不会帮助其在比赛中的表现；运动员如果不参加比赛可以正常用药；没有其他替代药物可供选择；不允许为以往使用药物申请豁免。此外，运动员还需提交完整的医疗记录（包括实验室和影像学检查结果）、专业医师出具的证明，以及训练情况和比赛内容等材料。

（二）治疗用药豁免的有关政策文件

为保障运动员在患病时能够获得必要的医疗救治，并防止在体育运动中使用兴奋剂，需要规范体育运动中治疗用药豁免的具体实施。该部分内容在《条例》

条款"4.4 治疗用药豁免（TUE）""13.4 关于 TUE 的上诉"、《治疗用药豁免国际标准》、《反兴奋剂规则》第四章第二十七至三十六条、《治疗用药豁免实施细则》中都有相应介绍。

1.《治疗用药豁免国际标准》

《治疗用药豁免国际标准》是具有强制性的国际标准，是世界反兴奋剂体系的组成部分。该国际标准经征求签约方、政府部门和其他利益相关方意见后制定而成。

《治疗用药豁免国际标准》于 2004 年首次通过，并于 2005 年 1 月 1 日生效。随后对其进行了 7 次修订，分别于 2009 年 1 月、2010 年 1 月、2011 年 1 月、2015 年 1 月、2018 年 1 月、2019 年 1 月和 2021 年 1 月生效。WADA 执行委员会于 2022 年 9 月 23 日批准了最新修订版，并于 2023 年 1 月 1 日生效（图 5-2）。

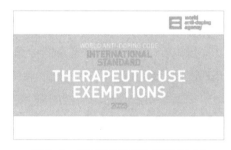

图 5-2 《治疗用药豁免国际标准》

《治疗用药豁免国际标准》旨在规定：（a）批准治疗用药豁免（TUE）必须满足的条件，允许运动员的样本中含有禁用物质，或允许运动员因治疗原因使用或企图使用、持有和 / 或施用或企图施用某种禁用物质或禁用方法；（b）反兴奋剂组织在作出和通知 TUE 决定方面的职责；（c）运动员申请 TUE 的程序；（d）运动员从某一反兴奋剂组织获得的 TUE 被另一反兴奋剂组织承认的程序；（e）WADA 审查 TUE 决定的程序；（f）适用 TUE 程序的严格保密规定。

2.《治疗用药豁免实施细则》

我国为保护运动员的身心健康，保证运动员的伤病得到及时安全的治疗，保障运动员公平参与体育运动的权利，根据国家体育总局《反兴奋剂规则》，参照《条例》和《治疗用药豁免国际标准》的相关条款，制定该细则。

该细则适用于国家级运动员、参加省级综合性运动会或省级单项赛事的运动员、其他在全国性或省级体育社会团体注册的运动员，以及与相关国际体育组织约定可以受理其申请的运动员等。上述运动员均可以依照该细则向中国反兴奋剂中心申请治疗用药豁免。国际级运动员应当依照《条例》的规定，向其所属的国际单项体育联合会申请治疗用药豁免。

（三）治疗用药豁免的定义

《条例》条款 4.1.1 将 TUE 解释为，如果发现禁用物质或其代谢物或标记物，和／或使用或企图使用、持有或施用或企图施用某种禁用物质或禁用方法与获得批准的 TUE 内容一致，并且该 TUE 符合《治疗用药豁免国际标准》的规定，则不应当视为兴奋剂违规。依照《治疗用药豁免国际标准》对 TUE 的定义，治疗用药豁免允许运动员有医疗需求时使用禁用物质或禁用方法，但必须满足《条例》条款 4.4 和《治疗用药豁免国际标准》中规定的条件。

根据我国《反兴奋剂规则》，治疗用药豁免指的是，运动员因治疗目的确需使用禁用清单上列出的禁用物质或禁用方法时，依照治疗用药豁免的有关规定提出申请并获得批准的，出现该规则第十条（检测结果阳性）、第十一条（使用或企图使用）、第十五条（持有）、第十七条（施用或企图施用）规定的情形不按兴奋剂违规处理。《治疗用药豁免实施细则》中所称治疗用药豁免，是指运动员因治疗目的确需使用《禁用清单》中规定的禁用物质或禁用方法时，依照该细则的规定提出申请，获得批准后予以使用。运动员出现检测结果阳性、使用或企图使用、持有、施用或企图施用某种禁用物质或禁用方法的情形，与其依照该细则获得的治疗用药豁免相一致的，不按兴奋剂违规处理。

（四）治疗用药豁免的审批条件

为了保证运动员的伤病得到及时安全的治疗，《治疗用药豁免国际标准》和我国《治疗用药豁免实施细则》均对治疗用药豁免工作做出了明确、具体的规定。

1.《治疗用药豁免国际标准》获得 TUE 的标准

由于治疗原因而需要使用某种禁用物质或禁用方法的运动员，必须在使用或持有该物质或方法之前申请并获得 TUE，除非运动员有权申请追溯性 TUE。

当（且仅当）运动员按照优势证据的标准，证明其满足以下各项条件，才可以批准其 TUE：（a）所涉禁用物质或禁用方法是治疗经诊断的并有相关临床证据支持的医疗状况所需的。[释义：使用禁用物质或禁用方法可能是必要的诊断检查的一部分，而不是治疗本身的一部分。](b)通过优势证据标准证明，为治疗目的而使用的禁用物质或禁用方法不应使运动员在治疗并恢复正常健康状况后，运动能力有任何超过原有水平的额外提高。[释义：要根据运动员的个体情况确定其正常的健康状况。运动员的正常健康状况是指除运动员申请治疗用药豁免的病症外的健康状况。](c)禁用物质或禁用方法是针对该医疗状况所需要的治疗方法，而且没有合理的、允许的替代治疗方法。[释义：医生必须解释为什么所选择的治疗方法是最合适的。例如，根据经验、副作用情况或其他医学理由，包括在适用的情况下，根据特定地域的医疗实践，以及获取药物的能力。此外，在使用禁用物质或禁用方法之前，不一定总是需要对各种替代方法进行试错。](d)使用该禁用物质或禁用方法是必要的，但不能全部或部分地成为之前（在未获得 TUE 的情况下）使用了当时禁用的物质或方法的后果。[释义：WADA 在其网站发布的题为《TUE 医生指南》的文件，应当用于帮助将此类标准适用于特定的医疗状况。]

是否批准 TUE 完全是基于对《条例》条款 4.2 规定的条件的考虑，而并不考虑该禁用物质或禁用方法在临床上是否为最合适或最安全的，也不考虑其能否在所有管辖权限内合法使用。

简单来说，该严格的审批条件可以进一步解释为：（1）运动员在治疗急性或慢性伤病过程中，如果停止使用该禁用物质或方法，会对运动员的身体健康造成明显损害；（2）运动员使用该禁用物质或方法，只是为了使身体恢复至正常状态，而不会产生任何增强运动能力的作用。除病理原因外，不允许使用任何禁用物质或方法提高内源性激素水平；（3）确实没有其他合理的、可以替代该禁用物质或方法的治疗措施；（4）运动员使用该禁用物质或方法的原因，不是由于非治疗目的使用了任何禁用物质或方法所造成。

2.《治疗用药豁免实施细则》审批标准

批准治疗用药豁免申请应当符合以下条件：（a）所涉禁用物质或禁用方法有诊断和相关临床证据支持，证明是治疗该伤病所需要的方法；（b）确实没有其他合理的、可以替代该禁用物质或禁用方法的治疗方法；（c）使用的禁用物质或禁用方法不应使运动员通过治疗恢复正常健康状况后，运动能力有任何额外提高；

（d）使用该禁用物质或禁用方法的原因，不是由于之前（在未获得治疗用药豁免的情况下）使用了禁用物质或禁用方法造成的。

（五）治疗用药豁免的申请流程和相关机构

国际级运动员应当向其所属的国际单项体育联合会申请治疗用药豁免。非国际级运动员应当向其国家反兴奋剂组织申请治疗用药豁免。由反兴奋剂组织设立的，负责受理审批 TUE 申请的小组，为治疗用药豁免委员会（Therapeutic Use Exemption Committee，TUEC），如 WADA 治疗用药豁免委员会就是由 WADA 设立的负责审查其他反兴奋剂组织作出 TUE 决定的小组。

在我国，根据《治疗用药豁免实施细则》，中国反兴奋剂中心设立治疗用药豁免委员会，主要履行下列职责：受理、审核和批准运动员的治疗用药豁免申请；制定、发布治疗用药豁免指南，针对不同伤病所需的医学信息，提供申请治疗用药豁免的示范文本，规范和便利治疗用药豁免申请；组织开展治疗用药豁免的宣传、教育、培训、咨询、研究和国际交流等活动；承担与治疗用药豁免相关的其他事项。治疗用药豁免委员会由主任委员、委员和秘书组成。治疗用药豁免委员会委员由医学、药学和反兴奋剂专家担任，其中医学专家不少于 5 人（《反兴奋剂规则》规定至少 3 人），且应当具备丰富的临床医学、运动医学等专业知识及残疾人护理和治疗等方面的经验。治疗用药豁免委员会委员不在反兴奋剂中心担任任何正式职务。为了保护运动员的隐私，TUE 应有相关保密规定。治疗用药豁免委员会委员应当签署保密协议，对审批过程中知悉的运动员医疗信息严格保密。同时，其他能接触到运动员医疗信息的人员也应当履行保密义务。

运动员申请赛外使用禁用物质或禁用方法的治疗用药豁免，应当及时向治疗用药豁免委员会提交申请；申请使用仅在赛内禁用的物质，应当在该赛事开始之日前至少 30 天提交申请，紧急或特殊情况除外。运动员申请治疗用药豁免，获得批准后方可使用或持有申请的禁用物质或禁用方法，且只能用于本人治疗目的。只有符合《治疗用药豁免国际标准》和《治疗用药豁免实施细则》的特殊情况，运动员才能通过事后追补方式提交治疗用药豁免申请（追溯性申请）。提交治疗用药豁免申请资料，可以采用当场提交、邮寄或电子邮件等方式，但无论采用何种方式提交，申请人都应当保存所有提交资料的原件以备查询。

每份治疗用药豁免申请应当由 3 名治疗用药豁免委员会委员审核。如果涉及残疾人运动员，至少应当包括1名具有残疾人运动员的护理和治疗经验，或具有运动员肢体残疾相关经验的委员。申请人的申请符合规定条件和标准的，治疗用药豁免委员会应当作出批准使用的决定，并发给申请人《治疗用药豁免批准书》（以下简称《批准书》）。《治疗用药豁免实施细则》中的《批准书》模版如下。

编号：

治疗用药豁免批准书

国家体育总局反兴奋剂中心（中国反兴奋剂中心）治疗用药豁免委员会于　年　月　日收到运动员　　　申请治疗用药豁免的完整医学资料。经审查，同意该运动员使用以下禁用物质或方法，请严格按照下述要求执行。

姓名：　　　　　　　　　　　性别：

出生日期：　　　　　　　　　项目：

代表单位：　　　　　　　　　注册单位：

运动员身份证号码：　　　　　运动员所患伤病：

批准使用的含禁用物质的药物或禁用方法：

使用剂量、方法和频率：

使用起始日期：

使用截止日期：

年　　月　　日

注意事项：

1. 运动员必须严格按照批准的药物、剂量、方法在规定的时间内使用。如果运动员希望在批准书到期（××××年××月××日）之后继续使用，应当在××××年××月××日前再次提交申请。

2. 请运动员在接受兴奋剂检查时向兴奋剂检查人员出示此批准书。

3. 本批准书仅在国家层面有效。获得此批准书的运动员如果参加国际比赛或被列入国际单项体育联合会注册检查库，应当向赛事组委会或国际单项体育联合会申请对此批准书的认可。

治疗用药豁免委员会应当在受理申请之日起 21 天内，尽快将审批结果以书面方式通知运动员或其所在单位。如果运动员在赛事开始前的合理时间内提出申请，治疗用药豁免委员会将尽可能在赛事开始前作出决定。治疗用药豁免委员会秘书应当在治疗用药豁免委员会作出审批决定之日起 21 天内，将该决定上传至反兴奋剂管理系统（ADAMS）。

治疗用药豁免委员会作出不予批准决定的，应当向申请人书面说明理由。向反兴奋剂中心申请治疗用药豁免未获批准的运动员可以依照《反兴奋剂规则》的相关规定，向国家兴奋剂争议解决机构或国际体育仲裁院申请仲裁。

（六）治疗用药豁免的注意事项

治疗用药豁免要特别注意以下八点。

（1）申请使用的药物或方法必须是不可替代的，否则应使用其他不禁用的物质或方法。

（2）除了急救等特殊情况，必须要在申请获得批准后才能用药。除急救或处理急性病症必须使用该禁用物质或方法等意外情况或其他《治疗用药豁免国际标准》和《治疗用药豁免实施细则》规定的特殊情形外，委员会不受理任何事后追补方式提交的治疗用药豁免申请。

（3）不遵守批准书的后果。

运动员应当严格按照《批准书》的要求用药。用药必须按照规定的药物剂量、使用方法和用药时间服用。如果使用药物或方法的品种、剂型、频率、剂量、给药途径和起止时间等发生变化，应当重新申请治疗用药豁免，获得批准后使用。

未按照《批准书》要求使用的，治疗用药豁免委员会将撤销对该运动员的治疗用药豁免批准。

如果运动员样本中发现的或运动员使用、持有、施用的禁用物质或禁用方法与运动员获得的《批准书》中的规定不一致，运动员将涉嫌构成兴奋剂违规，即用药时仅可使用批准的药物，其他禁用药物若查出依然算违规。

（4）需要重新申请的情形。

每份《批准书》均有明确的有效期，一般情况下，禁用物质或方法的批准使用期限最长截至当年的 12 月 31 日，到期后《批准书》将自动失效。运动员在《批准书》到期后需要继续使用禁用物质或禁用方法治疗伤病的，应当在有效期届满前尽早重新申请治疗用药豁免，一般至少应于到期前 15 日再次提交申请，获得批准后使用。

（5）提供的医学材料尽可能详细。

申请材料中一定要有医生的诊断和证明，而且有些病情，如哮喘，需要提供一些特别的检查结果。治疗用药豁免申请的本质，是申请人通过提交详尽的材料，说服治疗用药豁免委员会专家同意运动员所申请药物治疗疾病是合理的、必须的。所以，提供的医学材料越详细，越有助于专家快速、准确地审核提交的申请。

（6）接受检查时出示《批准书》并准确填写检查记录单。

运动员接受兴奋剂检查时，应当向兴奋剂检查人员出示《批准书》，并在兴奋剂检查记录单上填写允许使用的禁用物质或禁用方法名称、使用情况及《批准书》编号。

（7）特殊情况的审查处理。

如果在《批准书》过期、被治疗用药豁免委员会撤销或被 WADA 撤销后的短时间内，运动员出现之前批准使用的禁用物质的检测结果阳性，反兴奋剂中心在初步审查该阳性时应当考虑其是否是在《批准书》到期之前、被撤销之前使用的禁用物质导致的。如果审查确认是上述原因导致的，运动员使用该禁用物质及由此导致的检测结果阳性不构成兴奋剂违规。

（8）治疗用药豁免的承认和审查。

反兴奋剂中心的《批准书》仅在国家层面有效。已获得反兴奋剂中心《批准书》的运动员，如果成为国际级运动员，应当向其所属国际单项体育联合会申请对该《批准书》的承认。

国际级运动员应当在获得相关国际体育组织的《批准书》之日起 5 个工作日内，将《批准书》报治疗用药豁免委员会备案。如果国际单项体育联合会的治疗用药豁免批准符合《治疗用药豁免国际标准》的要求，反兴奋剂中心将承认该批准。

运动员如果在国际赛事期间需要使用某种禁用物质或禁用方法，应当根据重大赛事组织机构的要求，向该机构申请治疗用药豁免；如果已经获得反兴奋剂中心或国际单项体育联合会批准的治疗用药豁免，运动员应当将该批准提交重大赛事组织机构予以承认。

若发生争议，可向 WADA 提出审查申请，对于未被 WADA 审查或对审查结果不满的，可以向国际体育仲裁院申请仲裁。

二、运动员的权利

身体健康是每个人的权利，为了保护好这项权利，运动员需要尽可能多地了解相关知识，避免因用药不慎或未及时申请治疗用药豁免而发生兴奋剂违规。

相关文件对于运动员都是可以开放获取的，运动员可以凭此了解相关药物和《禁用清单》的内容和知识，这对伤病治疗非常有好处。对于禁用物质，并非所有药物都是全部禁用的。《禁用清单》中有 4 类物质属于仅赛内禁用物质，分别是 S6. 刺激剂、S7. 麻醉剂、S8. 大麻（酚）类、S9. 糖皮质激素。因此，运动员在日常生活和训练中出现伤病需要这类药物进行治疗时，只要严格遵照有关规定合理使用便不会违规。对于禁用方法，也要注意及时了解相关知识，如 M2. 化学和物理篡改中的一项禁用方法就很容易被人忽略，即每 12 小时的静脉输液和 / 或静脉注射量累计超过 100 毫升，但在医院治疗、手术治疗或临床诊断检查过程中正当的使用除外。泳坛名将罗切特的一次兴奋剂违规便是由于此禁用方法。

1984 年出生的罗切特可谓是家喻户晓，3 届奥运会拿到 5 金 3 银 3 铜，时至今日，他手中仍握有男子 200 米混合泳等项目的世界纪录。2018 年 5 月，33 岁的罗切特在社交媒体发出一张展示自己接受静脉输液时的照片，配文——用静脉注射让运动员进行恢复，这吸引了美国反兴奋剂机构的注意。通过调查，罗切特在 12 小时内进行了静脉输液，而且容量大于 100 毫升，并且未经治疗用药豁免批准，因此被美国反兴奋剂机构宣布因兴奋剂违规而被禁赛 14 个月。

出于尊重运动员人身权利的考虑，治疗用药豁免具有重要意义。它体现的是对运动员的一种人文关怀，展现了"以人为本"的原则，既保护了运动员的身体和心理健康，又维护了运动员的自身权益。同时，在保证比赛公平、公正的情况下，它鼓励运动员克服困难、战胜伤病、创造佳绩，体现"更快、更高、更强——更团结"的奥林匹克格言。可以说，正是因为有了运动员治疗用药豁免，不仅使那些患病运动员可以正常生活，更使他们的体育生涯再次大放异彩，这充分体现了反兴奋剂规则的人性化。

第三节 宣传与教育

一、反兴奋剂教育

坚决反对使用兴奋剂，已是国际共识。宣传教育、检查检测、处罚等是兴奋剂控制的主要手段，其中教育具有基础性作用和战略性意义。

宣传、教育工作是实现兴奋剂"零出现"的关键环节。反兴奋剂的宣传教育工作，是实现从不敢用到不想用的关键一招。我国在长期的反兴奋剂工作中，形成了较为完善的兴奋剂教育预防体系，走在了世界前列。

（一）原则

如《条例》所述，教育是确保国际和国家层面上一致、协调和有效的反兴奋剂体系的核心，旨在维护体育精神，保护运动员的健康和在无兴奋剂的赛场上公平竞争的权利。作为《条例》强调的一项预防策略，教育项目应当增强意识，提供准确信息，培养决策能力，以防止故意和非故意的兴奋剂违规和其他违反《条例》的行为。教育项目及其实施应当树立维护体育精神的个人价值观和原则。所有签约方应当在其职责范围内相互合作，依照《教育国际标准》的要求，计划、实施、监督、评估和提升教育项目。

（二）《教育国际标准》

《条例》下的《教育国际标准》是具有强制性的国际标准，是世界反兴奋剂体系的组成部分。2019 年 11 月 7 日，WADA 执行委员会在卡托维兹举行的世界反兴奋剂大会上首次通过并批准了《教育国际标准》，该标准于 2021 年 1 月 1 日生效（图 5-3）。《条例》的作用是制定教育框架；《教育国际标准》的作用是规定教育标准，包括计划教育项目、实施教育项目、评估教育项目，以及签约方的责任与义务、合作与责任方面应当包括的原则和最低标准；《教育指南》的作用则是协助签约方制定和完善其教育项目。

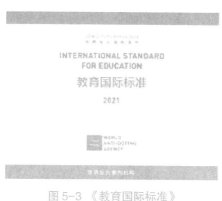

图 5-3　《教育国际标准》

　　《教育国际标准》规定，签约方开展的教育项目中所有活动应当相辅相成，以价值观为基础，弘扬和保护体育精神，内容包括四个方面。

　　（1）基于价值观的教育：开展强调发展价值观和原则的活动，以培养学习者做出符合道德规范的行为决策的能力。

　　（2）增强意识：强调与纯洁体育相关的主题和问题。

　　（3）提供信息：提供与纯洁体育相关的、准确的、最新的信息。

　　（4）反兴奋剂教育：开展反兴奋剂专题培训，以培养纯洁体育行为和做出明智决策的能力。

（三）中国反兴奋剂教育工作及教育准入制度

1. 反兴奋剂教育工作

　　如图 5-4 所示，我国反兴奋剂工作 6 项规定包括严禁故意使用兴奋剂，严禁误服、误用兴奋剂，配合兴奋剂检查、调查，及时申请用药豁免，准确填报行踪信息，相互监督、主动举报。我国始终坚持"预防为主，教育为本"的反兴奋剂工作原则，不断加大反兴奋剂教育力度，创新教育手段和方式，拓展教育的广度和深度，提高教育的成效。目前，中国反兴奋剂中心建立了中国反兴奋剂教育平台（China Anti-Doping Education Platform，CADEP），通过准入制度、拓展活动、教育讲座 3 种模式开展反兴奋剂教育工作，教育的基本内容包括常识教育、健康教育、道德教育、法治教育和爱国主义教育。这 3 种模式相辅相成，共同保障我国反兴奋剂工作的顺利进行。其中，拓展活动是通过展板宣传、现场答题、互动咨询、展览展示、趣味活动等多种方式，把反兴奋剂知识以寓教于乐的方式进行传播。教育讲座主要是针对体育运动参与者和管理者开展面对面的反兴奋剂教育讲座，帮助其认识反兴奋剂的极端重要性，了解相关反兴奋剂工作现状及我国对待兴奋剂问题的零容忍态度，旨在普及反兴奋剂知识，增强体育运动参与者和管理者的反兴奋剂意识，提高其反兴奋剂能力。

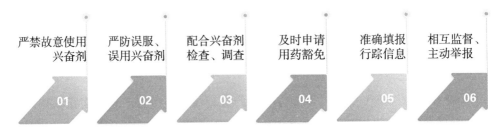

严禁故意使用 兴奋剂	严防误服、 误用兴奋剂	配合兴奋剂 检查、调查	及时申请 用药豁免	准确填报 行踪信息	相互监督、 主动举报
01	02	03	04	05	06

图 5-4　反兴奋剂工作 6 项规定

2. 教育准入制度

反兴奋剂教育准入是指运动员及运动员辅助人员在入队、注册及参赛前，必须接受反兴奋剂教育，通过完成学习、考核、承诺、审批等准入环节，方能取得资格的工作制度规定。教育准入制度是中国首创的反兴奋剂教育模式，于 2009 年开始实施。它具有一定的强制性，这种强制性的教育有助于帮助那些未接受过或不屑接受反兴奋剂教育的运动员及其辅助人员增强反兴奋剂意识。WADA 标准与协调部主任鲁纳·安德森曾在参观国家体育总局反兴奋剂中心开展的"运动员反兴奋剂教育参赛资格准入制度"后表示印象深刻，他说："这是一个创新的反兴奋剂教育措施，据我个人了解，世界上还没有任何一个国家开展这方面的工作，这非常有创意，值得推广。"

教育准入按照实施途径可分为现场准入和线上准入两种类型。两者既可独立实施，也可共同开展。现场教育准入应由国家级或省市/协会级纯洁体育教育讲师执行、准入对象在教育讲师的指导和监督下，完成相应教育准入流程。线上教育准入应通过 CADEP 进行，准入对象在 CADEP 进行注册，并完成指定模块的教育准入流程。

教育准入按照实施目的可分为注册、入队、参赛三种类型。

（1）建立运动员注册、入队反兴奋剂教育资格准入制度。

①运动员注册。

运动员在国家单项协会注册前必须由运动员注册单位组织进行反兴奋剂基本知识教育，完成规定的反兴奋剂教育课程学习，并经考试或考核合格。

每个运动员在注册前必须签订《运动员注册反兴奋剂承诺书》，建立《运动员反兴奋剂档案》。

申请注册的单位填写《运动员反兴奋剂注册资格审批表》，报有关国家单项协会审核。

完成上述规定的反兴奋剂教育，做出反兴奋剂承诺，经国家单项协会审核合格的运动员，方可注册。

②运动员进入省、市、区运动队及俱乐部。

运动员入队前进行反兴奋剂必备知识教育，完成规定的反兴奋剂教育课程学习，并经考试或考核合格。

运动员在入队前必须签订《运动员入队反兴奋剂承诺书》，审核、填写《运动员反兴奋剂档案》。

完成上述规定的反兴奋剂教育，做出反兴奋剂承诺，方可办理入队手续。

运动员入队反兴奋剂教育准入资格认定由运动员管理单位组织实施。

③运动员进入国家队。

运动员进入国家队前，相关国家队必须组织其进行反兴奋剂必备知识教育，完成规定的反兴奋剂教育课程学习，并经考试或考核合格。

运动员在入国家队前必须签订《国家队运动员反兴奋剂承诺书》，审核、填写《国家队运动员反兴奋剂档案》。

国家体育总局运动项目管理中心填写《国家队运动员反兴奋剂入队资格审批表》，报科教司、竞技体育司备案。

完成上述规定的反兴奋剂教育，做出反兴奋剂承诺且未发生过任何兴奋剂违规行为的运动员，方可办理入队手续。

（2）建立运动员反兴奋剂教育参赛资格准入制度。

运动员反兴奋剂教育参赛资格准入制度的对象是所有参赛运动员，要求其必须接受系统的反兴奋剂教育，填写《运动员反兴奋剂教育参赛资格准入手册》，通过反兴奋剂考试，签署反兴奋剂承诺书，并进行反兴奋剂宣誓。经审批合格的运动员才有资格参加比赛。

（3）建立教练员执教和带队参赛反兴奋剂资格准入制度。

①国家队教练员。

进入国家队前必须系统学习反兴奋剂知识和法律法规，并经过考试和考核合格。

与国家队签订《国家队教练员反兴奋剂责任书》。

未发生过任何兴奋剂违规行为。

国家体育总局运动项目管理中心填写《国家队教练员反兴奋剂执教资格审批表》，报科教司、竞技体育司备案。

完成上述规定要求，教练员才有资格在国家队执教和带队参赛。

②其他运动队教练员。

必须通过各级教练员岗位培训中反兴奋剂教学内容的考试或考核。

与运动队签订《教练员反兴奋剂责任书》。

完成上述规定要求，教练员才有资格在相关国家单项协会注册、在运动队执教和带队参赛。

反兴奋剂教育准入制度是经过实践证明的、行之有效的教育方式。实施反兴奋剂教育资格准入制度，是将反兴奋剂工作的"关口前移"，是"从偏重检测监控向检测监控与管理教育并重的方向转化"，体现了"预防为主，教育为本"的反兴奋剂工作的基本原则。通过实施反兴奋剂教育资格准入制度，能够提高运动员及其辅助人员自觉抵制使用兴奋剂的能力，有利于打造"标本兼治，综合治理，惩防并举，注重预防"的反兴奋剂管理体系。

二、对兴奋剂说不

运动员及其辅助人员应清醒地认识到兴奋剂是"高压线"，要对兴奋剂"零容忍"，积极弘扬公平竞争的体育精神，促进体育健康可持续发展，并塑造良好的集体形象，坚决对兴奋剂说不，取得运动成绩和精神文明的"双丰收"。

（一）反兴奋剂承诺书

为维护公平竞争的体育道德，保证运动员干干净净参加比赛，实现兴奋剂问题"零出现"目标，在普通高校招生体育专业考试、高水平运动队招生考试等重大体育考试，奥运会、亚运会、全运会等重大体育竞赛，以及与相关人员签订聘用合同时，有关人员往往要签订《反兴奋剂承诺书》。

《反兴奋剂承诺书》并无统一的内容和模板，一般由队伍管理者、组织单位、用人单位等制定，并要求有关人员签订。例如，国家举重队 2019 年举行了奥运备战反兴奋剂责任承诺书签署仪式。以运动员、教练员、领队、主管科研、主管队医、医务组长为主体，国家举重队全体成员均签署了反兴奋剂责任承诺书，以实际行动表达坚决向兴奋剂说不的强烈决心。

国家举重队奥运备战反兴奋剂责任承诺书

作为国家举重队的一员，本着对国家负责、对人民负责、对体育事业负责的态度，我将认真履行反兴奋剂责任和义务，把兴奋剂问题"零出现"作为自己的首要责任和使命，坚决做到干净纯洁训练参赛，为此我庄严承诺：

坚决提升反兴奋剂思想认识，坚定反兴奋剂信念决心，持续深入领会学习国家各项反兴奋剂知识和规章条例；坚决贯彻落实国家体育总局各项反兴奋剂工作要求，坚定执行国家举重队各项反兴奋剂措施，防范问题发生；坚决不使用或教唆他人使用任何兴奋剂，坚决抵制任何兴奋剂违规行为；坚决抵制他人组织、强迫、欺骗和教唆使用兴奋剂的行为；坚决按照要求积极做好运动员行踪信息申报工作；坚决强化运动员食品、药品、营养品、饮品和化妆品（"五品"）监管。运动员未经教练员和领队允许，绝不外出就餐。绝不接受省、市单位提供的"五品"。因身体原因需药物治疗的，需经队医、主管教练和领队审核安全后方可服用，杜绝任何兴奋剂误服误用问题；坚决积极配合接受赛内、赛外各类兴奋剂检查；此责任承诺书经运动员本人、主管教练、领队、队医和科研签字后，立即生效。

如发生兴奋剂违规行为，一经查证，将自愿承担应负责任并按照《反兴奋剂管理办法》（国家体育总局第 20 号令）、《体育运动中兴奋剂管制通则》等反兴奋剂法律法规接受处罚。同时，本人自愿接受配合各相关管理单位的调查，查证后自愿接受全面追责和党纪政纪处分，并按照检察机关和司法部门要求承担法律责任。

承诺人：

年　月　日

《反兴奋剂承诺书》是落实习近平总书记"零容忍""零出现"要求的具体措施，是推进"拿干净金牌"价值观的反兴奋剂教育体系的生动实践。承诺书的签订有利于把好运动员入队、运动员辅助人员入职的源头关，始终做到反兴奋剂常态化、制度化，强化拿道德的金牌、风格的金牌、干净的金牌意识，保障运动员、运动员辅助人员干干净净参赛，实现兴奋剂问题"零出现"目标。

<h3 style="text-align:center">反兴奋剂承诺书</h3>

为维护普通高等学校运动训练、武术与民族传统体育专业招生和高水平运动队招生考试的公平公正、保护自身的身心健康，本人做出如下承诺：

严格遵守反兴奋剂规定，坚决不使用兴奋剂；认真学习反兴奋剂知识，提高自我防范能力；积极配合兴奋剂检查，履行应尽的义务。

如本人出现兴奋剂违规行为，愿意接受相关主管部门依据有关规定给予的处罚。

承诺人姓名：

承诺人身份证号码：

承诺人签字：

年　　月　　日

（二）反兴奋剂宣誓

按照"预防为主，教育为本"的原则，反兴奋剂教育培训已经成为各运动队、项目管理中心等队伍、组织、单位的常态化活动，反兴奋剂宣誓往往是其中必不可少的一项环节。反兴奋剂宣誓一般由一人领誓，全体运动员/辅助人员/师生举起右拳，面对庄严肃穆的五星红旗郑重地进行反兴奋剂宣誓，表明落实反兴奋剂工作的决心。

如今，反兴奋剂宣誓已经成为运动员反兴奋剂教育的常态化环节。例如，2021年6月，集中备战亚洲杯预选赛和奥运会选拔赛的国家男篮开展了一次反兴奋剂知识教育培训，培训完毕，男篮全队成员举起右拳，庄严宣誓："我将以维护国家荣誉、发扬体育精神为己任，自觉遵守反兴奋剂法律法规和中国篮协的相关规定，认真履行反兴奋剂责任义务，保证干干净净参加比赛。不故意使用兴奋剂、严防误服误用兴奋剂、配合兴奋剂检查调查、及时申请用药豁免、准确填报行踪信息、相互监督主动举报。"最后，全队签署了《国家男篮反兴奋剂承诺书》。

反兴奋剂宣誓有利于进一步使运动员坚持底线思维、强化责任担当，认真学习反兴奋剂知识，不断提高抵制兴奋剂的自觉性，严防误服误用兴奋剂，保证干干净净备战和参赛，为"拿道德的金牌、风格的金牌、干净的金牌"而努力。

实现拿干净的金牌既定目标

在为期约两周的巴黎 2024 年奥运会期间，中国体育代表团中共有 35 个项目的 154 名运动员接受兴奋剂检查 220 例，结果均为阴性，实现了兴奋剂问题"零出现"的目标，在竞技上、道德上、风格上都拿到了金牌。

中国国家游泳队在巴黎奥运会前夕所遭受的密集兴奋剂检测事件引发了社会的广泛关注和热议，其中潘展乐在巴黎奥运会男子 100 米自由泳决赛中，以 46 秒 40 的成绩打破世界纪录并摘金，赛后他更是频繁地接受尿检。

潘展乐的外籍体能教练皮纳表示，"潘展乐是在全世界范围内接受尿检次数较多的人。这两年间，他做了大约 50 次尿检，所有的尿检都呈阴性。"

潘展乐此前受访时针对频繁的尿检，回应记者的提问时称，会感到委屈，"因为我就是清白的。包括我的兴奋剂检测，去年一年加上今年的 5 月至 7 月有 50 多次都是阴性，而且我们自己吃的喝的都是管着的。经过严格筛查，根本不存在用药的行为，也不存在误服、误用的行为"。

潘展乐表示，针对外界的质疑，自己想要打破他们的偏见，"第一个是先做好自己，保证自己是清白的。第二个就是拿成绩有力地回击他们"。

【案例分析】

潘展乐在众多国际赛事中均取得了优异的成绩，包括巴黎 2024 年奥运会上夺得男子 100 米自由泳冠军等多项荣誉。他频繁地接受兴奋剂检测，结果均为阴性，有力地证明了他的成绩是通过自身的努力和实力取得的，具有高度的真实性和可信度。这些成绩不仅为他个人赢得了荣誉，也为中国国家游泳队在国际上树立了良好的形象，让世界看到了中国运动员的实力和风采。

潘展乐所在的中国国家游泳队高度重视反兴奋剂工作，在备战、参赛巴黎奥运会期间，采取了一系列严格的防范措施。潘展乐作为中国国家游泳队的一员，他的"干净"成绩是对中国国家游泳队反兴奋剂工作的最好肯定，也证明了中国国家游泳队在反兴奋剂管理和监督方面的有效性。

兴奋剂防范确保了潘展乐的成绩真实可靠，这对于他个人的声誉和职业生涯至关重要。他可以凭借自己的实力在游泳领域不断取得进步和发展，赢得更多的荣誉和机会，而不必担心因兴奋剂问题而遭受质疑和处罚，进而影响自己的运动生涯。同时，潘展乐的行为为其他运动员也树立了良好的榜样，让他们认识到只有通过合法、合规的训练和比赛才能取得真正的成功，有助于引导年轻运动员树立正确的价值观，培养他们的体育精神和职业道德。

在国际体育舞台上，兴奋剂问题一直是备受关注的焦点。中国运动员的干净成绩有助于提升中国体育的国际形象，增强国际社会对中国体育的认可和尊重。潘展乐的成功案例向世界展示了中国在反兴奋剂工作方面的坚定立场和积极成果，为中国体育事业的发展赢得了良好的国际声誉。

兴奋剂防范工作的有效开展，对中国体育事业的健康发展具有重要意义。它可以营造一个公平、公正的竞争环境，激发运动员的积极性和创造力，促进体育项目技术水平不断提高。同时，也有助于吸引更多的人参与体育活动，推动全民健身事业发展。

中国在反兴奋剂工作方面的积极努力和取得的成果，为国际反兴奋剂事业提供了宝贵的经验和借鉴。中国国家游泳运动员面对高频次的赛前兴奋剂检查，始终遵守国际规则，积极配合检查，结果全部阴性，展现了中国运动员良好的个人素养和精神风貌，引起了国际社会的关注，赢得了广泛尊重和认可。"反兴奋剂的中国做法"有助于推动世界各国加强自身的反兴奋剂宣传教育，为提高运动员、教练员和有关人员的反兴奋剂意识和自觉性及维护体育竞赛的公平性和纯洁性贡献中国力量。

三、要拿道德的金牌、风格的金牌、干净的金牌

反兴奋剂工作一刻也不能松懈，要牢固树立"拿道德的金牌、风格的金牌、干净的金牌"意识，确保兴奋剂问题"零出现"。

（一）奥林匹克精神和中华体育精神

我国体育健儿的出色表现，生动诠释了奥林匹克精神和中华体育精神，为祖国争了光，为民族争了气，为奥运增了辉，为人生添了彩，激发了全国人民的爱国热情和全世界中华儿女的民族自豪感，增强了中华民族的凝聚力、向心力、自信心，是中国精神的重要体现。

1. 奥林匹克精神

奥林匹克精神是一种强调相互理解、友谊、团结和公平竞争的价值观。奥林匹克精神旨在通过体育活动，推动人类社会的进步和发展，促进世界和平与团结。其核心内涵包括相互理解——倡导人们跨越文化、种族和地域的差异，增进彼此的了解和尊重；友谊——鼓励运动员、观众和参与者之间建立深厚的友谊，通过体育交流促进和平与友好；团结——使来自不同背景的人们为了共同的目标和理想而团结在一起；公平竞争——在体育比赛中，遵循公平、公正、公开的原则，凭借自身的实力和努力争取胜利，反对任何形式的作弊和不正当竞争。

奥林匹克精神强调公平竞争、追求卓越、尊重他人、团结协作等价值观。从反兴奋剂的角度来看，这些价值观得到了进一步的诠释和体现。

公平竞争是奥林匹克精神的核心原则之一。使用兴奋剂会给予服用者不公平的优势，违背了比赛的公平性。所有运动员都应该在相同的规则和条件下进行竞争，凭借自身的实力、技能和训练来取得成绩，而不是依靠药物等不正当手段。反兴奋剂工作的目的就是要确保比赛的公平性，让每位运动员都有平等地展示自己才能的机会，使比赛结果真实地反映运动员的努力和天赋。

追求卓越是奥林匹克精神所鼓励的自我超越和进步。运动员通过艰苦训练、不断提高自身能力来追求更高的目标。然而，使用兴奋剂并不是真正的卓越，因为它借助了外部的非法手段，而不是通过自身的努力和拼搏。真正的卓越是在遵守规则的前提下，不断挑战自我、突破极限，以诚实和正直的方式实现个人的最

佳表现。

尊重他人包括尊重对手、裁判和观众等。在体育比赛中，运动员应尊重其他参赛者的努力和权利，不使用兴奋剂来欺骗他们或破坏比赛的公正性。同时，反兴奋剂也体现了对运动员自身健康的尊重。兴奋剂可能会对运动员的身体造成严重的损害，甚至危及生命，因此遵守反兴奋剂规定是对自己和他人身体健康的负责。

团结协作在奥林匹克运动中也非常重要。所有参与体育的个体和组织都应该共同努力，维护体育的纯洁性和奥林匹克精神的尊严。反兴奋剂需要运动员、教练员、体育组织、政府机构及社会各界的携手合作。只有大家齐心协力，才能有效地打击兴奋剂的使用，营造一个干净、公正的体育环境。

总之，反兴奋剂是维护奥林匹克精神的关键举措。它确保了公平竞争，鼓励运动员通过正当途径追求卓越，体现了对他人的尊重，以及促进了团结协作，使奥林匹克运动能够保持其高尚的价值观和意义，激励运动员在健康、公正的舞台上展现真正的体育精神。

我国一直致力于反兴奋剂工作，以"零容忍"的态度全力实现赛会期间兴奋剂问题"零出现"的目标。我国运动员为了体育的光荣和团队的荣誉，以真正的体育道德精神参加各项比赛，尊重并遵守各项比赛规则，致力于一个没有兴奋剂和药品的运动会，体现了我国对奥林匹克精神的尊重和坚守。

奥林匹克精神的真谛在于追求以人为本，实现人的自我超越和自我完善。而通过使用兴奋剂来提高成绩，直接破坏了公平竞争的原则，也跌破了运动员道德的底线。只有坚决反对兴奋剂，才能让奥林匹克运动保持其真正的价值和意义，让运动员在公平、公正、健康的环境中展现精湛技艺，迸发参与激情，创造优异成绩。

奥林匹克精神

《奥林匹克宪章》指出，奥林匹克精神（Olympic spirit）就是相互了解、友谊、团结和公平竞争的精神。奥林匹克精神对奥林匹克运动具有十分重要的指导作用。

首先，奥林匹克精神强调对文化差异的容忍和理解。奥林匹克运动是国际性的运动，它不可避免地面临着世界上文化间的各种差异及由此引发的各种问题。来自各国的运动员、教练员、体育官员以及观众生有不同的肤色，穿着不同的服装，操着不同的语言，有着不同的生活方式，进行不同的宗教仪式，用不同的行为方式表达自己的喜怒哀乐。这些种族的和文化的差异，又常常由于各国间在政治体制、经济制度和意识形态等方面的冲突而强化。从一定意义上讲，四年一度的奥运会将世界上所有的体育文化集中在一个狭小的空间和时间范围内，于是不同文化之间的差异尤为引人注目。差异就是矛盾，矛盾就可能引发冲突。

奥林匹克精神强调相互了解、友谊和团结，就是要形成一种精神氛围。在这种氛围中，人们可以摆脱各自文化带来的偏见，在不同文化的展示中，看到的不是矛盾与冲突，而是人类社会百花齐放、千姿百态的文化图景，从而使文化差异成为促进人们互相交流的动因，而不是各自封闭的藩篱；使矛盾成为互相学习的动力，而不是互相轻视的诱因。也只有在这种氛围中，人们才能开阔各自狭窄的眼界，以世界公民的博大胸怀，去认识和理解自己民族以外的事物，领悟到各个民族都有着神奇的想象力和巨大的创造力，学会尊敬其他民族。以比较客观和公正的态度看待别人和自己，虚心地吸取其他文化的优秀成分，不断丰富自己，从而使奥林匹克运动所提倡的国际交流真正得以实现。

其次，奥林匹克精神强调竞技运动的公平与公正。奥林匹克运动以竞技运动为主要活动内容，竞技运动最本质的特征就是比赛与对抗。在直接而激烈的身体对抗和比赛中，运动员的身体、心理和道德均得到良好的锻炼与培养，观众也得到感官上的娱乐享受和潜移默化的教育。但是，竞技体育的教育功能和文化娱乐功能的基本前提是公平竞争。只有在公平竞争的基础上竞争才有意义，各国运动员才能保持和加强团结、友谊的关系，奥林匹克运动才能实现它的神圣目标。正如已故美国著名黑人田径运动员杰西·欧文斯所说："在体育运动中，人们学到的不仅仅是比赛，还有尊重他人、生活伦理、如何度过自己的一生以及如何对待自己的同类。"

资料来源：佚名.奥林匹克精神［EB/OL］.（2004-03-19）［2024-04-18］. http://www.olympic.cn/olympic/movement/2004/0319/45264.html.

2. 中华体育精神

2013年8月31日，习近平总书记在会见全国体育先进单位和先进个人代表等时强调，广大体育工作者在长期实践中总结出的以"为国争光、无私奉献、科学求实、遵纪守法、团结协作、顽强拼搏"为主要内容的中华体育精神来之不易，弥足珍贵，要继承创新、发扬光大。它是中国精神的重要组成部分，是中华民族在体育事业推进过程中形成的宝贵精神财富。

在不同的历史时期，中华体育精神都激励着人们奋发向前。它与社会主义核心价值观高度契合，深度参与着青年一代人世界观、人生观、价值观的塑造。在新时代，大力弘扬中华体育精神，对于提高民族自信心、增强民族凝聚力、振奋民族精神，以及加快建设体育强国、实现中华民族伟大复兴的中国梦，都具有重要意义。

中华体育精神强调为国争光、无私奉献、科学求实、遵纪守法、团结协作、顽强拼搏。从反兴奋剂的角度来看，这一精神有着深刻的内涵。

为国争光建立在运动员在赛场上凭借自身的实力和努力获得荣誉、追求卓越，而不是通过使用兴奋剂等不正当手段。真正的为国争光是在公平、公正、公开的环境中，展现中国运动员的高超技艺和良好精神风貌。

无私奉献意味着运动员要摒弃个人私利，不为了短期的成绩或利益而冒险使用兴奋剂，应专注于训练和比赛，为了国家和体育事业而奉献和战斗。

科学求实要求运动员和有关人员依靠科学的训练方法、合理的营养搭配和健康的生活方式来提高竞技水平，而不是寻求兴奋剂等捷径。科学求实还体现在对兴奋剂检测技术和方法的不断创新、探索和完善上，以确保反兴奋剂工作的科学性和准确性。

遵纪守法是反兴奋剂工作的基本要求。运动员、教练员及有关工作人员都必须严格遵守反兴奋剂的法律法规和规章制度，不参与任何形式的兴奋剂使用、交易、组织或隐瞒等行为，自觉维护体育竞赛的公平性和纯洁性。

团结协作也体现在反兴奋剂工作中，需要体育界和其他有关各方团结起来，共同努力。这包括运动员之间的相互监督、教练和团队的正确引导、体育行政部门协同相关部门进行严格监管，以及社会各界的支持与配合。

顽强拼搏要求运动员在面对各种困难和挑战时，有顽强的意志和拼搏精神，通过艰苦的训练和不懈的努力来提高自己的实力，而不是企图借助兴奋剂来获取不正当的优势。真正的拼搏是在忠于自己、尊重对手、遵守规则的前提下，挑战自我、超越极限。

总之，反兴奋剂是维护中华体育精神的重要保障。只有坚决抵制兴奋剂，才能使中华体育精神在健康、公平的环境中传承和发扬，让体育竞赛回归到公平竞争、挑战自我、追求卓越的本质上来。这样，运动员才能以真实的实力和高尚的品德，为国家赢得荣誉，激励更多的人热爱体育、参与体育，推动中国体育事业持续发展。

这，就是中华体育精神！

中华体育精神，是我们党团结带领人民在实现民族复兴的伟大征程中逐步形成并发扬光大的。

1941年，毛泽东为《解放日报》体育专刊题词：发展体育运动，增强人民体质。中华人民共和国成立后，党中央多次作出发展体育事业的号召。从容国团拿下首个世界冠军到许海峰射落第一枚奥运金牌，从乒乓球、跳水、举重等项目凯旋高歌到田径、赛艇等非传统优势项目屡屡突破……一代代体育健儿向世界展示了中华儿女坚定自信、团结协作、顽强拼搏的精气神。党的十八大以来，习近平总书记高度重视发展体育事业，多次强调要弘扬中华体育精神，弘扬体育道德风尚，推动群众体育、竞技体育、体育产业协调发展，加快建设体育强国。

2016年8月25日，习近平在会见第31届奥运会中国体育代表团时强调，我国体育健儿在里约奥运会上的出色表现，生动诠释了奥林匹克精神和中华体育精神，为祖国争了光，为民族争了气，为奥运增了辉，为人生添了彩，激发了全国人民的爱国热情和全世界中华儿女的民族自豪感，增强了中华民族的凝聚力、向心力、自信心，是中国精神的一个重要体现。赛场上的英姿、赛场外的风范，展现了当代中国人特别是当代中国青年人的风采。这些成绩的取得，是党、国家、人民大力支持的结果，是全国体育战线团结奋斗的结果，也是体育健儿们刻苦训练、辛勤付出的结果。这，正是中华体育精神的生动体现。

2017年8月27日，习近平总书记在会见全国体育先进单位和先进个人代表等时强调，加快建设体育强国，就要弘扬中华体育精神，弘扬体育道德风尚，坚定自信，奋力拼搏，提高竞技体育综合实力，更好发挥举国体制作用，把竞技体育搞得更好、更快、更高、更强，提高为国争光能力，让体育为社会提供强大正能量。

人无精神则不立，国无精神则不强。精神是一个民族赖以长久生存的灵魂，唯有精神上达到一定的高度，这个民族才能在历史的洪流中屹立不倒、奋勇向前。

中华体育精神，引领着一代又一代体育人报效祖国、为国争光，也激励着社会的每一个人，弘扬中华体育精神，为全面建成社会主义现代化强国，实现中华民族伟大复兴，一棒接着一棒跑下去，每一代人都要为下一代人跑出一个好成绩。

资料来源：佚名. 这，就是中华体育精神！［EB/OL］.（2021-08-08）［2024-04-18］. http://m.news.cctv.com/2021/08/08/ARTIQ6TmxJVB2nBBjxGsr1HR210808.shtml.

（二）纯洁体育与中国梦

2019 年 2 月 1 日，在考察北京冬奥会、冬残奥会筹办工作时，习近平总书记强调："发展体育事业不仅是实现中国梦的重要内容，还能为中华民族伟大复兴提供凝心聚气的强大精神力量。"

纯洁体育与中国梦之间存在着紧密而深刻的关系。纯洁体育所倡导的公平、公正、诚信、健康等价值观，与中国梦所追求的社会公平正义、诚信友善、人民健康幸福等核心价值理念高度一致，两者都强调通过正当、合法和道德的方式追求目标，摒弃不正当手段和不良行为。纯洁体育鼓励人们积极参与健康、无污染的体育活动，远离兴奋剂、操纵比赛等不良行为，有助于提高全民身体素质和健康水平，促进健康中国建设，能让体育更好地服务于民众的身心健康。纯洁的体育环境有助于培养人们遵守规则、尊重对手、公平竞争的意识，这种良好的风气能够在社会中传播和推广，对整体社会风气的改善起到积极作用，而积极向上、风清气正的社会氛围是实现中国梦的重要保障。纯洁体育中运动员的拼搏、坚持、团结等精神，是中华民族精神的生动写照，这些精神力量能够激励全体国民在实现中国梦的征程中勇往直前、不懈奋斗。一个拥有纯洁体育事业的国家，能够在国际体育舞台上展现出良好的形象和声誉，增强国家的文化软实力和国际影响力，这有助于提升中国在国际社会中的地位，为实现中华民族伟大复兴创造有利的外部环境。此外，纯洁体育为青少年提供了正确的榜样和教育示范，培养了他们的道德品质和价值观，健康成长的新一代是实现中国梦的主力军。因此，纯洁体育是中国梦在体育领域的具体体现和重要支撑，而实现中国梦也为纯洁体育的发展提供了更广阔的空间和更强大的动力。

近年来，中国持续规范和加强反兴奋剂工作，已然成为全球领域对兴奋问题最为重视、成效也最为明显的国家之一。党的十八大以来，习近平总书记高度重视体育和反兴奋剂工作，多次专门对反兴奋工作作出重要指示批示。他在多次讲话中指出，中国政府对待使用兴奋剂问题坚持"零出现""零容忍"。

2019 年 1 月 31 日，习近平主席在会见国际奥委会主席巴赫时强调，中国政府对使用兴奋剂持"零容忍"态度，我提倡中国运动员哪怕不拿竞技场上的金牌，也一定要拿一个奥林匹克精神的金牌，拿一个遵纪守法的金牌，拿一个干净的金牌。中国将坚定主办一届像冰雪一样干净、纯洁的冬奥会。

2020 年 9 月 22 日，习近平总书记在教育文化卫生体育领域专家代表座谈会上强调，要坚决推进反兴奋剂斗争，强化拿道德的金牌、风格的金牌、干净的金牌意识，坚决做到兴奋剂问题"零出现""零容忍"。

习近平总书记从奥林匹克精神和道德标准层面上阐述了坚决反对使用兴奋剂的态度，把反兴奋剂工作的重要性上升到一个关乎国家形象和民族精神的前所未有的高度，也体现出反兴奋剂工作极其重要的政治意义。它不仅是体育战线的重中之重，而且是建成体育强国的必要条件。

遵循习近平总书记对反兴奋剂工作的重要指示批示精神，中国反兴奋剂工作者始终胸怀"国之大者"，坚持全面发力，先后高质量完成了平昌 2018 年冬奥会、东京 2020 年奥运会、北京 2022 年冬奥会等重大国际赛事中国体育代表团，以及全运会、青运会、冬运会等国内综合性运动会的反兴奋剂工作任务，为运动员干干净净参赛提供了有力保证，也向全世界展现了中国反兴奋剂"独立、公正、专业、权威"的原则、态度和做法。备战东京 2020 年奥运会、北京 2022 年冬奥会期间，国家体育总局反兴奋剂中心克服疫情影响，从体系建设、兴奋剂检查、教育预防、调查惩处、三品防控、科技助力等方面，全过程、全覆盖实施反兴奋剂工作。筑牢防控基石，建立健全国家队兴奋剂风险防控体系；统筹疫情防控和备战检查，广泛收集情报信息，积极下队调研，密切关注奥运会资格获取情况，动态监控运动员检测结果和成绩变化，实时调整检查计划，开展包括多种检测类型的"史上最严、全球最严"的兴奋剂检查，使我国运动员在国际赛场上有底气地向世界宣告"中国运动员接受兴奋剂检查的次数是全世界最多的"！派遣检查官进驻训练基地，委托境外检查机构实施检查，确保所有参加东京奥运会和北京冬奥会的运动员都得到严密监控和精确监控，实施全过程、全覆盖、分层次、有重点、以情报为导向的精准检查。同时，坚持预防为主，创新实行大型赛事积分制准入模式，加强教育。在国家体育总局反兴奋剂中心全体人员的不懈努力下，在各方的大力帮助支持下，最终实现了东京奥运会和北京冬奥会兴奋剂问题"零出现"的目标。

十年来，中国实现了科技进步飞跃，反兴奋剂事业也紧跟趋势积极拥抱先进科技，为世界创造更多经验借鉴。为实现兴奋剂管制链条自动化、数据分析智能化和业务工作精准化，中国建设完成了基于大数据和人工智能的中国反兴奋剂智慧管理平台，涵盖了反兴奋剂工作的各个方面，并在第14届全运会上成功使用，为大型赛事提供了科技支撑。目前，无纸化检查方式已应用于反兴奋剂中心的绝大部分检查中。北京2022年冬奥会上，由中国自主开发和制造的干血点器材"贝壳"成功亮相。作为全球干血点项目的发起者之一，中国全方位参与了项目规则和方法研究，特别是干血点兴奋剂检查器材的研制，在全球率先将该技术应用于国家队的备战监控。自此，北京冬奥会成为首个开展干血点常规检查检测的奥运会，中国成为首个在奥运会正式实施干血点检查和检测的国家。科技上的创新，为重大赛事兴奋剂问题"零出现"的目标保驾护航。

在未来建设体育强国的伟大征程中，中国反兴奋剂事业将继续围绕《体育强国建设纲要》和《"十四五"体育发展规划》，持续推进中国特色反兴奋剂治理体系和治理能力现代化建设，充分发挥中国特色社会主义制度的独特优势，实现反兴奋剂工作高质量发展。同时，不断提升中国反兴奋剂工作的国际影响力，为世界提供"中国模式"借鉴，在大有可为的新时代敢于担当，敢于斗争，勇毅前行，坚决维护"国之大者"，将纯洁体育与中国梦有机结合，为体育强国建设和实现第二个百年奋斗目标作出更大的贡献。

坚决做到兴奋剂问题"零出现""零容忍"——十年间中国特色反兴奋剂治理体系的建立和完善

党的十八大以来，以习近平同志为核心的党中央高度重视反兴奋剂工作。习近平总书记多次专门对反兴奋剂工作作出重要指示批示，要求坚决推进反兴奋剂斗争，全面强化拿道德的金牌、风格的金牌、干净的金牌意识，坚决做到兴奋剂问题"零出现""零容忍"。把反兴奋剂工作的重要性上升到一个关乎国家形象和民族精神的前所未有的高度，也体现出反兴奋剂工作极端重要的意义。

遵循习近平总书记关于体育的重要论述和对反兴奋剂工作的重要指示批示精

神，十年来，国家体育总局把反兴奋剂工作作为践行"两个维护"的根本要求，把反兴奋剂工作上升到"国之大者"的地位狠抓落实，体育界反兴奋剂思想空前统一、措施空前严厉，形成了空前的反兴奋剂高压态势和环境。体育总局反兴奋剂中心加强顶层设计，全面、系统、有序地开展工作，积极推进构建"拿干净金牌"的反兴奋剂长效治理体系，以"纵横交叉、上下联动"全覆盖的组织体系为抓手，全面加强和完善反兴奋剂理论、法治、组织、预防、查处、诚信、外事、人才和评估体系的建设，构建起反兴奋剂事业的"四梁八柱"，为中国体育行稳致远保驾护航。

实现奥运会兴奋剂问题"零出现"

为确保中国体育代表团实现"拿干净金牌"的目标，党的十八大以来，中国反兴奋剂工作者始终胸怀"国之大者"，坚持全面发力，先后高质量完成了平昌2018年冬奥会、东京2020年奥运会、北京2022年冬奥会等重大国际赛事中国体育代表团以及全运会、青运会、冬运会等国内综合性运动会的反兴奋剂工作任务，为运动员干干净净参赛提供了有力保证，也向全世界展现了中国反兴奋剂中心"独立、公正、专业、权威"的原则、态度和做法。

备战东京奥运会和北京冬奥会期间，体育总局反兴奋剂中心克服疫情影响，从体系建设、兴奋剂检查、教育预防、调查惩处、三品防范、科技助力等方面，全过程、全覆盖实施反兴奋剂工作。筑牢防控基石，建立健全国家队兴奋剂风险防控体系；统筹疫情防控和备战检查，广泛收集情报信息，积极下队调研，密切关注奥运会资格获取情况，动态监控运动员检测结果和成绩变化，实时调整检查计划，开展包括多种检测类型的"史上最严、全球最严"的兴奋剂检查，使我国运动员在国际赛场上有底气地向世界宣告"中国运动员接受兴奋剂检查的次数是全世界最多的"！

派遣检查官进驻训练基地，委托境外检查机构实施检查，确保所有参加东京奥运会和北京冬奥会的运动员都得到严密监控和精确监控，实施全过程、全覆盖、分层次、有重点、以情报为导向的精准检查。同时，坚持预防为主，创新实行大型赛事积分制准入模式，加强教育。在体育总局反兴奋剂中心全体的不懈努力下，在各方的大力帮助支持下，最终实现了东京奥运会和北京冬奥会兴奋剂问题"零出现"的目标。

勇于拼搏、甘于奉献、成绩卓越，北京冬奥会兴奋剂检测中心运行团队、北京兴奋剂检测实验室获得中共中央、国务院表彰的北京冬奥会、冬残奥会突出贡献集体称号。

构建和完善中国特色反兴奋剂治理体系

我国作为体育大国以及反兴奋剂斗争的重要一员，始终高度重视反兴奋剂工作。2019 年，国家体育总局办公厅印发的《反兴奋剂工作发展规划（2018—2022）》提出，建设"拿干净金牌"的反兴奋剂长效治理体系。

做好运动员、运动队的管理始终是解决兴奋剂问题的根本。党的十八大以来，反兴奋剂工作聚焦奥运备战，狠抓国家队风险防控体系和省级反兴奋剂组织体系建设，截至目前，已有 38 个国家运动项目管理单位成立反兴奋剂部门，实现夏奥和冬奥运动项目单位全覆盖，建成率 100%；30 个省（区、市）成立省级反兴奋剂机构，建成率 97%，"纵横交叉、上下联动"全覆盖的反兴奋剂组织体系基本建成，成为中国特色反兴奋剂治理体系的关键支撑。

"教育为主、预防为本"。十年来，反兴奋剂中心通过反兴奋剂教育讲座、反兴奋剂教育拓展、反兴奋剂教育资格准入等形式和活动，以"拿干净金牌"理念为核心的反兴奋剂宣传教育覆盖面逐步扩大，反兴奋剂教育活动覆盖人数已达到 40 万人左右，纯洁体育教育讲师队伍覆盖全国 31 个省（区、市）及军队、残疾人体育系统，国家级和省级讲师合计超 1700 人，创新性开展的积分制准入模式实现了国内、国际重大赛事全覆盖。

十年来，反兴奋剂中心和省市检查官一体化建设体系也逐步形成，反兴奋剂工作不断加大检查力度，实现严密监控和有力震慑，年度检查数量已经超过 2 万例，2021 年兴奋剂检查数量达到 26320 例，比 2012 年（11902 例）增长 121%。北京兴奋剂检测实验室质量管理体系、检测技术和方法的改进彰显成效，检测能力得到显著提高；强化风险意识，妥善处置重大兴奋剂风险事件；积极发挥兴奋剂风险防控和预警机制的作用，持续提高食品、药品、营养品检测和安全监测能力；同时开发建成运动员安全用药查询系统，切实保障运动员安全用药。

在反兴奋剂中心和各方的共同努力下，兴奋剂检测阳性和违规数量明显下降，检测阳性数量从 2017 年（历史最高年份）的 140 例下降到 2021 年的 62 例，阳性率从 2017 年的 0.80% 下降到 2021 年的 0.24%，实际违规数量从 2017 年的

92 例下降到 2021 年的 29 例，总体违规率从 2017 年的 0.53% 下降到 2021 年的 0.11%，兴奋剂问题去存量、遏增量取得积极成效。

十年来，中国反兴奋剂中心利用国际资源积极与 WADA、国际单项体育联合会、其他反兴奋剂组织开展交流与合作，在国际组织任职当中充分履行职责，成功举办第二届全球反兴奋剂教育大会、首届 CHINADA 国际反兴奋剂工作专业研讨会，讲好中国反兴奋剂故事，不断提升中国反兴奋剂国际影响力和话语权。中心认证的兴奋剂检查官圆满完成奥运会、亚运会、全运会等国内外大型赛事的兴奋剂检查工作，受到国际组织高度评价，并受邀赴境外参加高水平赛事检查工作，中国反兴奋剂事业始终发挥大国担当，以专业精神维护全球反兴奋剂公平公正。

加强威慑 反兴奋剂法规体系不断完善

十年来，中国对于兴奋剂的管控措施做到了"史上最严"。然而，非法生产、交易兴奋剂，组织、欺骗、强迫、教唆运动员使用兴奋剂等严重违法活动仍时有发生，反映出处罚力度偏轻，违法成本较低等问题。对于违法犯罪行为须予以严厉打击，营造风清气正的社会环境。依法开展反兴奋剂工作，必须坚持立法先行，发挥立法的引领和推动作用，为反兴奋剂工作提供制度化方案。

国家体育总局积极推进反兴奋剂斗争，坚决打击各类兴奋剂违法违规行为，兴奋剂入刑工作不断取得重大进展。在 2019 年最高人民法院司法解释的基础上，《刑法修正案（十一）》增设的妨害兴奋剂管理罪于 2021 年正式施行，是立法、司法和体育战线协同推动兴奋剂入刑取得的重大成果，意味着在刑事处罚、行政执法和行业自律三个层面，打击使用兴奋剂的法律依据和手段都已具备。对推进反兴奋剂斗争而言，这是一个重大的里程碑事件。

2021 年 12 月，国家体育总局科教司与公安部禁毒局签订《打击兴奋剂违法犯罪合作机制协议》，反兴奋剂中心与禁毒局签订《反兴奋剂情报共享和执法合作备忘录》，共享涉及兴奋剂信息和情报，共同打击兴奋剂违法犯罪；成为反兴奋剂"国家队"又一次刑事手段、行政手段和纪律处罚相结合的强强联手。国家体育总局也进一步加强了反兴奋剂制度建设，印发了《反兴奋剂规则》，审议通过第 27 号令《反兴奋剂管理办法》（修订），以及《国家体育总局兴奋剂违规责任追究办法》，进一步建立健全了反兴奋剂工作管理制度体系，明确了分层级的反兴奋剂责任体系，扎牢制度的笼子，持续营造反兴奋剂高压态势。

资料来源：刘昕彤.坚决做到兴奋剂问题"零出现""零容忍"——十年间中国特色反兴奋剂治理体系的建立和完善［N］.中国体育报，2022-06-07（1）.

【案例分析】

在过去的十年间，中国在体育领域高度重视反兴奋剂工作，积极建立并不断完善中国特色反兴奋剂治理体系，以坚决做到兴奋剂问题"零出现""零容忍"为目标，取得了显著的成果。

我国不断完善组织架构，成立专门的反兴奋剂机构，明确职责分工，从国家层面到地方各级体育部门，形成了"纵横交叉、上下联动"的全覆盖组织体系，确保反兴奋剂工作无死角；加强与国际反兴奋剂机构的合作与交流，积极参与国际反兴奋剂事务，提升了中国在反兴奋剂领域的话语权和影响力。

同时，建设了严格的法规制度，制定和完善了一系列反兴奋剂法律法规，明确了兴奋剂违规行为的处罚标准，为反兴奋剂工作提供了有力的法律保障；加强了对运动员、教练员及相关人员的管理，建立了严格的注册、检查、处罚等制度，从源头上杜绝兴奋剂问题的发生。

除此之外，进行全面的教育预防，大力开展反兴奋剂宣传教育活动，以"拿干净金牌"理念为核心，通过多种形式向运动员、教练员及社会公众普及反兴奋剂知识，提高反兴奋剂意识；将反兴奋剂教育纳入运动员培训体系，从运动员入队开始就进行系统的反兴奋剂教育，使反兴奋剂成为运动员的自觉行动。

近年来，通过严格的管理，中国运动员在国内外重大体育赛事中兴奋剂违规事件明显减少，"零出现"的目标正在逐步实现；社会各界对反兴奋剂工作的支持度和关注度不断提高，"零容忍"的态度逐渐深入人心。中国体育代表团在奥运会、亚运会等重大国际赛事中保持了良好的反兴奋剂记录，赢得了国际社会的广泛赞誉。中国在反兴奋剂领域的积极作为和显著成果，为全球反兴奋剂事业作出了重要贡献，国际影响力不断提升。中国的反兴奋剂经验和做法得到了国际社会的广泛认可和借鉴，为推动全球反兴奋剂治理体系的完善发挥了积极作用。

总之，过去十年，我国通过建立和完善中国特色反兴奋剂治理体系，在实现兴奋剂问题"零出现""零容忍"的道路上取得了重大成果。这不仅为中国体育事业的健康发展提供了坚实保障，而且为全球反兴奋剂事业树立了榜样。在未来的工作中，我们应继续坚持和完善中国特色反兴奋剂治理体系，不断创新工作方法和手段，为实现体育强国梦和推动全球反兴奋剂事业的发展作出更大的贡献。

思考题

1. 浅谈运动员日常吃饭、服用营养品、用药治疗中造成兴奋剂阳性的可能原因，并举例说明。

2. 简述治疗用药豁免的申请流程和相关注意事项。

3. 如何认识运动员在兴奋剂问题上的权利和义务？

4. 浅谈运动员进行教育准入的意义。

5. 请就习近平总书记提出的"坚决推进反兴奋剂斗争，强化拿道德的金牌、风格的金牌、干净的金牌意识，坚决做到兴奋剂问题'零出现''零容忍'"，结合中国的反兴奋剂斗争史，谈谈感想。

主要参考文献

［1］WITOLD BAŃKA. Statement by WADA President on the politicization of anti-doping in the United States［EB/OL］.（2024-06-24）［2024-08-31］. https://www.wada-ama.org/en/news/statement-wada-president-politicization-anti-doping-united-states.

［2］董颖，何珍文.兴奋剂检测实验室国际新标准的施行与诠释［J］.北京体育大学学报，2013，36（4）：7-11.

［3］汪正范，杨树民，吴侔天，等.色谱联用技术［M］.2版.北京：化学工业出版社，2007.

［4］张寒琦，等.仪器分析［M］.3版.北京：高等教育出版社，2020.

［5］张亦农，徐友宣，吴侔天.质谱技术和奥运会兴奋剂检测［J］.质谱学报，2009，30（5）：257-262.

［6］秦旸，徐友宣，杨树民，等.液相色谱-质谱联用在兴奋剂检测中的应用及进展［J］.色谱，2008，26（4），431-436.

［7］HE GENYE, WU YUN, LU JIANGHAI. Doping control analysis of 13 steroids and structural-like analytes in human urine using Quadrupole-Orbitrap LC-MS/MS with parallel reaction monitoring（PRM）mode［J］.Steroids, 2018, 131：1-6.

［8］赵君，董颖，张丽娟，等.超高效液相色谱-三重四极杆质谱法同时检测人尿中5种利尿剂［J］.分析实验室，2016，35（11）：1274-1277.

［9］杨声.应用液相色谱-高分辨离子轨道阱质谱法检测人干血点中的睾酮酯［J］.体育科学，2021，41（11）：38-42.

［10］温洪涛.干血点采样设备及方法在兴奋剂检查中的应用［J］.体育科学，2021，41（11）：30-37.

［11］JING JING. Automated online dried blood spot sample preparation and detection of anabolic steroid esters for sports drug testing［J］. Drug Testing and Analysis, 2022, 14：1040-1052.

［12］YUAN YULING.Detection of 20 endogenous anabolic steroid esters with Girard's Reagent P derivatization in dried blood spots using UPLC-Q-Orbitrap-MS［J］. Journal of Chromatography

B，2022，1213: 123535.

［13］王玫，吴明建，张大明. 甲基苯丙胺滥用人员尿液代谢组学初探［J］. 中国药物依赖性杂志，2015，24（2）: 107- 111.

［14］CHRISTIAN REICHEL. OMICS-strategies and methods in the fight against doping［J］. Forensic Science International，2011，213 : 20 - 34.

［15］李珂珂，栾兆倩. 我国反兴奋剂教育资格准入制度［J］. 中国体育教练员，2012，20（2）: 40-41.

附　录

《世界反兴奋剂条例 2021》

《体育总局关于印发〈反兴奋剂规则〉的通知》

《禁用清单 2024 年》

《运动员行踪信息管理实施细则》

《治疗用药豁免实施细则》

《兴奋剂违规听证实施细则》

《治疗用药豁免国际标准 2023》

《教育国际标准 2021》

《实验室国际标准 2021》（英文版）